Hierbas milagrosas

La guía de las 50 hierbas más poderosas del mundo

por Michael Castleman

Rodale Press, Inc.
Emmaus, Pennsylvania

Aviso

El propósito de *Hierbas milagrosas* es aumentar su conocimiento sobre los últimos descubrimientos en el uso de las plantas con fines medicinales. Dado que cada persona es distinta, un médico debe diagnosticar enfermedades y supervisar el uso de las hierbas curativas para tratar problemas individuales de la salud. Las hierbas y los otros remedios naturales no sustituyen al cuidado médico profesional. Le pedimos encarecidamente que busque los mejores recursos médicos disponibles para ayudarle a tomar decisiones bien fundadas.

Este libro es una versión condensada de:
  Las hierbas que curan copyright © 1991 por Michael Castleman
Ilustraciones copyright © 1991 por Wayne Michaud
Fotografía de la tapa copyright © 1998 por Kurt Wilson/Rodale Images

Editor en jefe de Ediciones Prevención: Abel Delgado
Diseñadora de la tapa e interior: Tanja Lipinski-Cole
Tipografía: JDV Typesetting, Reseda, California
Corrección de estilo: Gretchen Galindo y Patricia Duarte-Bunch
Creación del índice de términos: Francine Cronshaw

Impreso en los Estados Unidos de América en papel libre de ácidos ⬿ y reciclado

Library of Congress Cataloging-in-Publication Data

Castleman, Michael.
  Hierbas milagrosas: La guía de las 50 hierbas más poderosas del mundo por Michael Castleman; revisor médico, Sheldon Saul Hendler
    p.   cm.
  Includes index.
  ISBN 1-57954-031-7 paperback
  1. Herbs—Therapeutic use. I. Title.
  RM666.H33d847   1998
615.321—dc21   98–6175

Distribuido en las librerías por St. Martin's Press

 2   4   6   8   10   9   7   5   3   1   paperback

Los asesores médicos de Ediciones Prevención

El doctor Héctor Balcázar, Ph.D.
Profesor adjunto de nutrición comunitaria y salud pública en el Departamento de Recursos Familiares y Desarrollo Humano, así como catedrático adjunto en el Centro Hispano de Investigación, ambos ubicados en la Universidad Estatal de Arizona en Tempe, Arizona.

La doctora Hannia Campos, Ph.D.
Profesora auxiliar de nutrición en la Escuela de Salud Pública de la Universidad Harvard en Boston, Massachusetts. Ella también es miembro del comité planificador de la Pirámide Dietética Latinoamericana y una profesora asociada visitante del Instituto de Investigación de la Salud en la Universidad de Costa Rica.

El doctor en medicina Elmer Emilio Huerta
Director del Centro de Evaluación del Riesgo de Cáncer y Chequeo Médico (Cancer Risk Assessment and Screening Center) del Instituto de Cáncer de la ciudad de Washington, D.C. El Dr. Huerta también es el presentador del programa de radio *Cuidando Su Salud*, el cual es sindicado internacionalmente y tiene más de 10 millones de oyentes.

El doctor en medicina Hugo Montiel
Director médico del Centro de Cuidado Diabético y del Departamento de Endocrinología en el Centro Médico Masónico de Illinois en Chicago, Illinois. La revista *US News and World Report* (Noticias de los EE.UU. y Reportajes Mundiales) ha nombrado al departamento del Dr. Montiel como uno de los mejores en el país. Además, el Dr. Montiel es el fundador de Hispanocare, una red de médicos hispanos en Chicago, Illinois.

Índice

PRIMERA PARTE

HISTORIA E INFORMACIÓN BÁSICA

SEGUNDA PARTE

LAS 50 HIERBAS MÁS PODEROSAS DEL MUNDO

GLOSARIO

Debido a que muchos hispanohablantes usan distintos nombres para diferentes hierbas, hemos creado un glosario. A continuación, aparece a la izquierda el nombre de la hierba usado en este libro. Y a la derecha, aparecen sus sinónimos en español y la página en la cual se encuentran. Espero que les sea útil.

Agracejo	Berberis *(página 24)*
Ajo	Castañete *(página 27)*
Alfalfa	Clavo chileno, pasto del búfalo, mielga común *(página 32)*
Áloe vera	Acíbar, atimorreal, sábila, zábila *(página 35)*
Arándano agrio	Arándano rojo, ráspano *(página 38)*
Azafrán	Croco de azafrán, azafrán español *(página 40)*
Bardana	Cadillo, lapa, lampazo *(página 43)*
Cacao	Cocoa, chocolate *(página 46)*
Café	No tiene sinónimos.
Canela	No tiene sinónimos.
Cáscara sagrada	No tiene sinónimos.
Cimifuga azul	Cohosh azul, raíz de paposo *(página 60)*
Cimifuga negra	Cohosh negro, hierba de la chinche, serpentaria *(página 63)*
Corazoncillo	Hipérico, hipericón, hierba de San Juan *(página 67)*
Diente de león	Amargón *(página 71)*
Efedra	Belcho, *ma huang (página 75)*
Equinacia	Equinácea, equiseto *(página 79)*
Escutolaria	Scullcap *(página 83)*
Espino	Espinera, marzoleto, marjoleto *(página 85)*
Espino cerval	Aladierna, cambrón, frángula, palo bañón *(página 88)*

Eucalipto	Gomnífero *(página 91)*
Gingko	Biznaga, gingco *(página 93)*
Ginseng	Ginsén *(página 96)*
Hidraste	Acónito americano, sello de oro, sello dorado *(página 103)*
Hierba gatera	Calamento, calaminta, nébeda *(página 106)*
Hinojo	Cáñamo de la India *(página 109)*
Jengibre	No tiene otros sinónimos.
Lúpulo	No tiene otros sinónimos.
Manzana	No tiene otros sinónimos.
Manzanilla	Camomila *(página 121)*
Mate	Té de Paraguay, yerba mate *(página 125)*
Matricaria	Expillo, margaza *(página 128)*
Mentas	Hierbabuena *(página 132)*
Milenrama	Alcaforina, alcaina, aquilea, altarreina, hierba militar, milhojas, real de oro *(página 135)*
Papaya	Fruta bomba, lechosa *(página 137)*
Pasionaria	Hierba de la paloma, pasiflora, pasiflorina *(página 139)*
Pimiento rojo	Chile rojo *(página 142)*
Psyllium	Llantén, plátago, plataína, platano *(página 146)*
Regaliz	Oruzuz, palo dulce *(página 149)*
Romero	Rosamarina *(página 154)*
Rosa	No tiene otros sinónimos.
Ruibarbo	Himalayo, turco *(página 160)*
Sauce	Sauce llorón *(página 162)*
Sen	Casia, senna *(página 164)*
Té	No tiene otros sinónimos.
Tomillo	No tiene otros sinónimos.
Toronjil	Melisa *(página 173)*
Ulmaria	Reina de los prados *(página 176)*
Valeriana	Heliotropo *(página 179)*
Zarzaparrilla	Sarsaparilla *(página 182)*

INTRODUCCIÓN

Remedios antiguos y medicina moderna

Escribí *Hierbas milagrosas* para brindarle la información necesaria para utilizar las maravillosas plantas medicinales que nos regala la tierra con confianza, eficacia y seguridad. Además de explorar la historia de la curación a base de hierbas, trato sobre 50 hierbas curativas, examinando su potencial medicinal y resumiendo las investigaciones científicas más recientes sobre sus beneficios y —si hay— sus posibles riesgos.

Por muchos años, los médicos convencionales han sido escépticos y hasta hostiles cuando se trata de la medicina a base de hierbas. Afortunadamente, esta situación está cambiando conforme los estudios herbarios llegan a revistas más prestigiadas. Por ejemplo, los especialistas en dolores de cabeza recomiendan ahora matricaria para prevenir la migraña porque varios estudios bien difundidos han probado su efectividad. Muchos médicos también aconsejan tomar jengibre para evitar mareos por movimiento y las náuseas relacionadas con la quimioterapia contra el cáncer porque un estudio publicado en la respetada revista médica inglesa *Lancet* (Lanceta) indica que previene las náuseas mejor que el tratamiento estándar, *Dramamine*.

Al mismo tiempo, los científicos están estudiando de nuevo toda una gama de remedios antiguos a base de hierbas. Al hacerlo, están eliminando las conjeturas y el misterio del uso de la medicina de la naturaleza. Por lo tanto, no sólo está más aceptado el uso de hierbas sino que también es más fácil —y más seguro— que nunca aprovechar el poder curativo de las plantas.

Por otra parte, algunas personas se aferran tanto a la medicina herbaria que terminan por rechazar completamente la convencional. Es un grave error. La medicina herbaria puede hacer un aporte importante a nuestro bienestar, pero también tiene sus límites. Los herbolarios responsables deben consultar con médicos y aplicar fármacos cuando es necesario hacerlo. Por regla general, si un mal menor no responde al autotratamiento herbario en un plazo de dos semanas, acuda al médico en seguida. Ninguna de las plantas incluidas en este libro implica riesgos si se aplica de manera responsable. Por el contrario, al usarse incorrectamente algunas pueden hacer daño.

• Antes de emplear cualquier hierba mencionada en la Segunda Parte, preste atención especial a las secciones tituladas "Cómo usarlo" y "La seguridad ante todo".

• Antes de ingerir cualquier planta medicinal, lea el capítulo II para asegurarse de que entiende cómo obtenerla y prepararla. Una infusión no es lo mismo que un té, por ejemplo.

Si desea usar plantas para tratar cualquier enfermedad que requiere atención profesional, lleve este libro a la próxima consulta con su médico. Y ahora, exploremos el poder curativo de las hierbas milagrosas. Buena suerte, y les deseo mucha salud para usted y su familia.

PRIMERA PARTE

HISTORIA E INFORMACIÓN BÁSICA

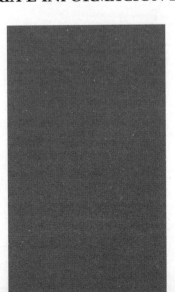

CAPÍTULO 1

De magia a medicina:
5,000 años de curación herbaria

Las propiedades curativas de las hierbas no han cambiado. Lo que era una hierba curativa hace miles de años sigue siéndolo. El conocimiento de las hierbas era un deber de los médicos del mundo antiguo. Las plantas concedían poderes curativos a quienes las estudiaban, las respetaban y quienes trabajaban con ellas. En muchas tierras y en muchas épocas, los curanderos se pasaban mucho tiempo en el campo y en la selva recogiendo estas medicinas verdes. Ellos recordaron y anotaron lo que habían aprendido para las próximas generaciones.

Por eso, hoy en día nosotros podemos aprovechar de la sabiduría herbaria acumulada a lo largo de los siglos. Así, podemos andar en el jardín de la historia y recoger sólo las plantas que han sido comprobadas como eficaces y seguras a través del tiempo. Pero incluso las aplicaciones herbarias que no han dado resultado son fascinantes. Aunque la historia de las plantas medicinales sí tiene sus episodios cómicos, también presenta el drama del sacrificio humano, con todos sus héroes médicos, los hombres y mujeres cuyos esfuerzos merecen reconocimiento.

Sin embargo, antes de empezar a explorar esta historia, debemos resolver una duda: ¿qué es una hierba curativa *de verdad*? La palabra hierba viene del latín *herba*, que significa la hierba verde de los céspedes. Técnicamente, las hierbas son plantas que se marchitan cada otoño y que no son arbustos ni árboles. No obstante, la medicina herbaria emplea muchos arbustos y árboles, como agracejo (berberis), laurel y olmo, por ejemplo. Para un herbolario, las palabras "hierbas curativas" abarcan *todas* las plantas con propiedades medicinales.

Aprendiendo de los animales

Las plantas que conocemos como medicinales existían mucho antes de que apareciera el primer ser humano en la Tierra. Nadie sabe cuánto tardó el hombre en descubrir el poder curativo de las plantas, pero ciertos vestigios prehistóricos de Irak indican que los Neanderthales usaban la milenrama (alcaina, real de oro), malvavisco y otras hierbas curativas hace unos 60,000 años.

El hombre prehistórico sin duda observó que cuando los animales parecían enfermos, ellos comían con frecuencia ciertas plantas que normalmente ignoraban. Nuestros antepasados probaron estas plantas y en muchos casos ellos descubrieron efectos curiosos: insomnio, somnolencia, acción laxante, que orinaban más de lo normal, etcétera. Las hierbas que causaban estos efectos fueron incorporadas al chamanismo prehistórico y luego a la medicina.

Aún en la actualidad la observación de conductas animales ha revelado a la humanidad hierbas curativas. Hace poco, unos naturalistas observaron en el parque nacional Gombe de Tanzania a unos chimpancés enfermos que ingerían las hojas de un arbusto llamado aspilia. Luego, científicos descubrieron que las hojas de la aspilia contienen un fuerte antibiótico llamado tiarrubrina-A.

Las hierbas y la escuela de la vida

En todo el mundo los antiguos pueblos desenterraban, secaban, masticaban, molían, frotaban y cocían las plantas a su alrededor. De esta forma, por ensayo y error, descubrieron la mayoría de las hierbas curativas que usamos en la actualidad. Por ejemplo, nunca sabremos qué indujo a algún antiguo campesino chino a preparar un té de los pequeños tallos de aspecto insignificante de la *ma huang*, la efedra china. Pero hace 5,000 años, a alguien se le ocurrió hacerlo, y así se descubrió la medicina más antigua del mundo: un descongestionante. El método de ensayo y error se torna aún más extraordinario si tomamos en cuenta que, independientemente, culturas separadas por miles de kilómetros usaron muchas de las mismas hierbas curativas para los mismos fines medicinales.

La medicina herbaria consta de cuatro tradiciones principales: la china, la ayurvédica (en la India), la europea (incluyendo a Egipto) y la indígena norteamericana.

Shen Nung y El libro clásico de las hierbas

Los orígenes de la herbolaria china se han perdido con el tiempo, pero la leyenda afirma que alrededor de 3400 a.C. el emperador y sabio mitológico Shen Nung inventó la agricultura y descubrió que muchas plantas tienen propiedades medicinales. Probaba el efecto de las hierbas en sí mismo y registraba las consecuencias; murió después de consumir una cantidad excesiva de una planta venenosa.

Los herbolarios chinos atribuyen a Shen Nung el primer gran manual de hierbas chino, el *Pen Tsao Ching* (El libro clásico de las hierbas), que enumeraba 237 recetas basadas en docenas de hierbas, incluyendo efedra, ruibarbo y adormidera. Los emperadores siguientes encargaron nuevos tratados herbarios que fueron haciéndose más detallados. En 1590, Li Shih-Chen publicó la sobresaliente obra *Pen Tsao Kang Mu* (El catálogo de hierbas medicinales), que era de 52 volúmenes y hablaba de 1,094 plantas medicinales y contenía un total asombroso de 11,000 fórmulas herbarias.

Desde mediados del siglo XIX, los colonizadores europeos introdujeron la medicina occidental a China y desecharon la herbolaria china tradicional y la acupuntura por "disparatadas". Los chinos opinaban lo mismo de la medicina de los "demonios extranjeros", y ambos sistemas parecían irreconciliables.

Al poco tiempo de fundada la República Popular China, en 1949, el gobierno decidió que la vasta población carente de servicios médicos adecuados se beneficiaría de la integración de las medicinas occidental y china. No ha resultado fácil combinar los dos sistemas, pero después de casi 50 años, este proceso ha adelantado bastante. En la China moderna, médicos entrenados en la medicina ejercen su profesión al lado de los herbolarios y acupunturistas tradicionales. Doctores chinos y occidentales examinan a los mismos pacientes, se consultan entre sí y muchas veces coordinan sus recomendaciones.

Jivaka y los Vedas

La tradición herbaria de la India es casi tan antigua como la china. Los antiguos indios llamaron a su medicina *ayurveda* por dos palabras en sanscrito: *ayur*, que significa vida, y *veda*, que significa conocimiento. La medicina ayurvédica se desarrolló a partir de los Vedas, los cuatro libros que contienen la sabiduría clásica de la India. El más viejo, el *Rig Veda*, de 4,500 años de antigüedad, presenta descripciones asombrosamente detalladas de cirugía ocular, amputación de miembros y fórmulas para preparar medicamentos basadas en 67 hierbas curativas, entre ellas jengibre, canela y sen.

Los "apestosos" del Nilo

La ciencia herbolaria debe mucho más a Egipto, otra tierra antigua. En 1874, en el Valle de los Reyes, cerca de Luxor, el egiptólogo alemán Georg Ebers descubrió el texto médico más antiguo que sobrevive en el mundo, un papiro de 20 metros de largo que data de alrededor del año 1500 a.C. El Papiro *Ebers* resume más de mil años de la antigua medicina egipcia y enumera 876 fórmulas herbarias preparadas con más de 500 plantas, incluyendo más o menos un tercio de las hierbas incluidas en la farmacopea occidental moderna.

La afición de los egipcios a las hierbas fragantes palidecía ante su obsesión por dos hierbas consideradas por muchos pueblos antiguos como hediondas: ajo y cebolla. Creían que estas plantas fortalecían el cuerpo y prevenían las enfermedades (opinión respaldada por la ciencia moderna). Las consumían en tales cantidades que el historiador griego Herodoto los bautizó como "los apestosos". (Se hallaron seis dientes de ajo en la tumba del rey Tutankhamen.)

Más o menos por el año 500 a.C., los herbolarios egipcios eran considerados los mejores del Mediterráneo, y todos los gobernantes de Roma a Babilonia los reclutaban como médicos cortesanos. Los aspirantes a doctores, incluyendo a muchos procedentes de Roma —entre ellos Galeno—, viajaban a Egipto para estudiar con los maestros de medicina del Nilo. De esta manera, la medicina herbaria egipcia empezó a influir a la occidental.

Curanderos (y asesinos) herbolarios en Roma

El primer verdadero médico botánico fue Pedaleo Dioscórides, quien nació en Turquía en el año 40 d.C. Dioscórides era griego, pero fue doctor de las legiones romanas del emperador Nerón. En el año 78 d.C. publicó *De Materia Medica* (Sobre las medicinas), el primer manual de hierbas auténtico de Europa. Este incluía 600 plantas, de las cuales 90 todavía se usan.

Los herbolarios romanos se destacaron por ser lo mismo curanderos que asesinos —todo dependía de las circunstancias. La corte imperial de Roma hervía de intrigas mientras las facciones hostiles conspiraban para asesinar y adquirir mayor poder político. Entre los múltiples métodos elegidos —puñaladas, "accidentes" y envenenamiento—, la opción herbaria era la más popular. La muerte ocurría cierto tiempo después del ataque, lo cual permitía escaparse o inventar una coartada. En aquella época anterior a las autopsias, cuando personas en apariencia sanas muchas veces se enfermaban y morían de pronto, los envenenadores astutos podían escapar libres de sospechas. Debido a ello, a lo largo de todo el imperio romano los gobernantes vivían obsesionados con identificar los venenos herbarios y descubrir sus antídotos.

Monasterios y licores

Tras la caída de Roma, la iglesia católica dominó la medicina europea. Oficialmente ésta definía la enfermedad como castigo divino; el único tratamiento posible estaba en la oración y la penitencia. Sin embargo, de manera extraoficial los monjes católicos preservaron la herbolaria grecorromana copiando los textos antiguos.

Entre las órdenes monásticas se destacaron los benedictinos por ser herbolarios muy asiduos. Ellos fueron los primeros europeos en adoptar la practica árabe de transferir los poderes curativos de las hierbas al alcohol. Sazonaban el vino con hierbas digestivas creando el antecedente de los licores actuales —un licor aún lleva el nombre de esta orden.

Los jardines herbarios de los benedictinos tenían tan impresionado a Carlomagno, soberano del Sacro Imperio Romano, que él ordenó a todos los monasterios de su vasto reino sembrar "jardines de física" para asegurar una existencia adecuada de hierbas curativas. Carlomagno llamaba a las hierbas "amigas del médico y del cocinero".

Hildegard de Bingen (1098–1179), abadesa del convento Rupertsburg, en la región alemana de Renania, fue la herbolaria benedictina más destacada. Monja desde los 15 años de edad, ella afirmaba que Dios se le había aparecido en visiones para decirle que tratara a los enfermos y compilara las fórmulas herbarias. Su libro, *Hildegeard's Medicine* (La medicina de Hildegard), combinaba el catolicismo místico, la antigua medicina popular alemana y su propia experiencia con el uso de hierbas.

Hildegard era única. Escribió una obra médica original en una época en que los pocos europeos que sabían leer y escribir, que eran en su mayoría monjes, se contentaban con copiar a los griegos y romanos antiguos. Asimismo fue la única mujer medieval que dejó información escrita sobre las técnicas de curación de las "mujeres sabias" de aquella época.

Nicholas Culpeper: el Robin Hood herbolario de Inglaterra

Una vez que se inventó la imprenta en la década de los 50 del siglo XV, proliferaron los herbarios, sobre todo en Inglaterra.

Nicholas Culpeper fue el herbolario más influyente de ese país. Su *Complete Herbal and English Physician* (Manual completo de hierbas y medicinas), publicado por primera vez en 1652, ha alcanzado desde entonces más de 100 ediciones, marca superada sólo por la Biblia y por las obras de Shakespeare.

Arrogante e insolente, Culpeper llegó a la mayoría de edad durante la Guerra Civil inglesa, en la que el rey Carlos I y la aristocracia enfrentaron a Oliver Cromwell y al parlamento puritano. Ganaron los puritanos, y ellos abolieron la monarquía y ejecutaron a Carlos. Culpeper procedía de una familia aristócrata, pero era puritano y luchaba con Cromwell. Fue herido en el pecho por una bala de mosquete, lo cual afectó su salud por el resto de su vida e influyó en su decisión de estudiar medicina.

Siendo aristócrata, Culpeper ingresó a Cambridge, donde se enamoró y decidió fugarse con su prometida. Pero ella murió al caer un rayo sobre su carruaje cuando iba camino al lugar de la cita secreta. Transido de dolor, Culpeper dejó la universidad y se metió a aprendiz de boticario, un descenso considerable para cualquiera que hubiese estudiado en Cambridge.

Culpeper era un ser anómalo. Debido a su educación en Cambridge él sabía leer griego y latín al igual que los médicos, y le molestaba la arrogancia de sus antiguos condiscípulos, quienes menospreciaban a los boticarios. Además, como puritano lo enfurecía que el Colegio de Médicos monárquico hiciera caso omiso de las necesidades médicas de las clases bajas, en su mayoría puritanas. La solución de Culpeper fue convertirse en el Robin Hood médico de Inglaterra.

En 1649 Culpeper tradujo al inglés el manual latín del Colegio de Médicos, *Pharmacopoeia Londinensis*, poniéndole el título *The London Dispensatory and Physical Directory* (El formulario y guía física londinense). Fue la primera oportunidad que tuvieron los boticarios y otras personas sin conocimientos de latín de conocer miles de fórmulas que correspondían a los conocimientos más avanzados de la medicina inglesa del siglo XVII. La audacia de Culpeper le valió el odio eterno de los médicos; por otra parte, los boticarios, parteras y gente común lo festejaron por haberles dado acceso a la información médica profesional.

Colonizadores enfermizos, indígenas robustos

La cuarta gran tradición de la historia de hierbas se desarrolló en los litorales distantes del Nuevo Mundo. Los europeos consideraban a las indígenas americanos "salvajes ignorantes". . . excepto en lo referente a cuestiones de salud y curación. Los exploradores y colonizadores estaban muy familiarizados con epidemias, pestilencias y sufrimientos que habían dejado en el viejo continente, y se maravillaban de la buena salud, el vigor físico y los dientes perfectos de las indígenas. No es de sorprenderse que se hayan convertido en afanosos estudiantes de la medicina herbaria nativa.

Las indígenas dieron a conocer un gran número de valiosas hierbas curativas a los colonizadores: cimifuga (cohosh) negra y azul, viburno, eupatorio, cáscara sagrada, equinacia (equiseto), chaparro, hidraste (sello dorado), lobelia, mahonia, zarzaparrilla, olmo, cereza silvestre y hamamelis.

Desde luego, los colonizadores de los Estados Unidos cultivaban hierbas tanto culinarias como medicinales en sus "jardines de cocina". Thomas Jefferson era un típico cultivador de hierbas. Su jardín en Monticello, de 93 metros cuadrados, tenía 26 hierbas.

La medicina botánica de Thomson

El herbolario más importante de los albores de Estados Unidos fue Samuel Thomson (1760-1843), quien nació en Alstead, New Hampshire y estudió con una partera y con curanderos indígenas. Por 1800, su hija se enfermó de gravedad. Inseguro de sus conocimientos, Thomson llamó a un médico, quien la declaró incurable. Entonces él la curó con hierbas y baños calientes inspirados en las casas de sudación indígenas. Al poco tiempo, él mismo se declaró "doctor".

Thomson detestaba a los médicos convencionales de su tiempo, que basaban sus curaciones en sangrías, laxantes violentos y mercurio. Estos tratamientos eran llamados 'medicina heroica', aunque en realidad los únicos héroes eran los pacientes que aguantaban esos tratamientos brutales.

En cambio, él desarrolló un sistema médico basado en hierbas y baños calientes, inspirado en la herbolaria y los baños en aguas minerales de Europa, así como en los conocimientos herbarios y las casas de sudación de las indígenas.

En 1839, en la cima de su popularidad, Thomson aseguraba contar con tres millones de seguidores. Tras su muerte en 1843, su sistema médico cayó en desuso y fue sustituida en gran parte por la homeopatía y la herbolaria ecléctica.

Los eclécticos: herbolarios científicos de los Estados Unidos

Durante la segunda década del siglo XIX, un grupo de profesionales de la salud que estaban en contra de los "médicos heroicos" creó la Sociedad Médica Reformada. El grupo constaba de diversos miembros, algunos seguidores de Thomson, otros herbolarios instruidos por indios y otros eran médicos convencionales desilusionados. Los miembros adoptaron el término 'ecléctico' para describir su enfoque a base de hierbas, que combinaba las tradiciones europea, asiática, indígena y de los esclavos africanos.

Los médicos eclécticos eran herbolarios científicos. Experimentaban con hierbas, las analizaban químicamente, extraían sus elementos activos y publicaban sus hallazgos en revistas científicas. Su influencia resultó primordial en la industria farmacéutica naciente.

La mejor época de la medicina ecléctica fue entre los años de 1880 a 1900. Sus practicantes sumaban unos 8,000, pero al llegar el siglo XX su popularidad disminuyó.

Tiempos perdidos

El período que va de la década de los años 20 a la de los años 60 podría denominarse "las décadas perdidas" de la medicina a base de hierbas. Las universidades ignoraban las hierbas. Los fármacos reemplazaron a las tinturas herbarias en las farmacias del país, y hasta muchas hierbas culinarias perdieron popularidad. Con todo y eso, la medicina herbaria no se extinguió: volvió a ser lo que había sido durante la mayor parte de su historia: una medicina popular ejercida por mujeres y por algunos hombres que cultivaban y recogían sus propias hierbas y las recetaban según las recomendaciones de los manuales de hierbas clásicos.

La FDA contra las hierbas curativas

En 1928, el Congreso de los Estados Unidos fundó la Dirección de Alimentación y Fármacos (*FDA* por sus siglas en inglés). El propósito de esta organización era de regular tanto los alimentos como los medicamentos procesados para evitar su adulteración o etiquetación falsa.

A fines de la década de los años 50, *Thalidomide*, un somnífero europeo que supuestamente era seguro, provocó graves malformaciones de las extremidades en 8,000 hijos de mujeres que lo habían tomado durante el embarazo. El escándalo condujo a la FDA a imponer reglamentos más estrictos, los cuales exigían que se verificaran la seguridad y eficacia de una medicina antes de ponerla a la venta. Lamentablemente, la FDA pasó por alto la vasta mayoría de hierbas curativas, condenándolas al limbo legal; de hecho, prohibió que se afirmara que tuviesen propiedades medicinales, a no ser que sobrevivan su proceso de aprobación.

El proceso de la FDA requiere que los fabricantes de medicamentos nuevos —o los empaquetadores de hierbas conocidas desde la antigüedad, sin ser lo bastante comunes como para haberse generalizado por completo— presenten Solicitudes de Medicinas Nuevas (*NDA* por sus siglas en inglés). Estas deben incluir estudios complicados que mediante estrictas pruebas de laboratorio y clínicas prueben de modo contundente la seguridad y eficacia del producto. Estas pruebas resultan sumamente costosas, entre 50 y 100 millones de dólares por producto.

Sólo las compañías farmacéuticas del país cuentan con los recursos financieros suficientes para afrontar los gastos de este proceso largo y tendido de la FDA. Pero tales compañías no están dispuestas a gastar millones para probar la seguridad y eficacia de una medicina que cualquiera puede cultivar en su jardín. Quieren los derechos exclusivos de las sustancias en que invierten, lo que significa que quieren invertir en sustancias químicas de carácter único que pueden patentar.

Las hierbas curativas no pueden patentarse. Por tanto, los investigadores de las compañías farmacéuticas aíslan sus elementos activos, los modifican para hacerlos químicamente únicos y patentan las medicinas desarrolladas con base en estas sustancias químicas "nuevas". Por ende, muy pocos de los médicos y consumidores saben que muchas de las sustancias químicas contenidas en sus píldoras y cápsulas tienen orígenes herbarios.

Como parte de su ley que prohibe que los fabricantes afirmen que productos no aprobados tienen propiedades medicinales, la FDA tampoco deja que estos fabricantes adviertan a los consumidores sobre sus posibles efectos secundarios. Obviamente, para ciertas hierbas, tales advertencias serían de interés, sin embargo es ilegal en los Estados Unidos. Como consecuencia, la mayoría de las hierbas curativas no se venden como medicina sino como complementos alimenticios, los cuales no requieren pruebas especiales, aunque tampoco están permitidas afirmaciones sobre los efectos curativos ni advertencias acerca de los posibles riesgos. Resulta irónico que, al prohibir las advertencias apropiadas, la FDA esté faltando a su misión fundamental: cuidar la salud pública.

El renacimiento herbario

A pesar de que la FDA no reconoció que las hierbas tenían (y tienen) propiedades medicinales, desde fines de los años 60, muchos estadounidenses empezaron a cambiar de actitud ante los asuntos de la salud, la curación y la medicina herbaria. Decidieron invertir su energía en prevenir las enfermedades en lugar de tratarlas una vez contraídas. Un paso en esta dirección fue el fin de la sal como sazonador principal del país, debido a las investigaciones que la relacionaban con presión arterial alta, enfermedades del corazón y derrame cerebral. Muchos estadounidenses retiraron los saleros de la mesa y redescubrieron las hierbas y especias culinarias.

Por lo tanto, la producción nacional de hierbas también ha subido con desmesura en todos los niveles, desde los cultivos de hierbas a gran escala hasta los millones de estadounidenses que mantienen unas cuantas hierbas en sus jardines o en macetas frente a la ventana de la cocina.

Hoy en día los productos herbarios se encuentran en tiendas de productos naturales y supermercados. Las autoridades calculan que las ventas al por menor de las hierbas curativas, especias culinarias, libros herbarios, tés de hierbas no medicinales así como de cosméticos y productos para el cuidado personal basados en hierbas rebasan los 3 mil millones de dólares al año.

Miremos al futuro

En Estados Unidos, el renacimiento herbario ha tenido un gran impacto en los investigadores de fármacos, y ha provocado que se hagan más estudios sobre hierbas curativas. Las posibilidades más fascinantes incluyen tratamientos herbarios contra el virus de la inmunodeficiencia humana (VIH), causante del SIDA. En el otoño de 1986, el doctor Hin-wing Yeung, profesor de medicina herbaria en la Universidad China de Hong Kong, llegó, sin haber anunciado su visita, a las instalaciones de investigación sobre el SIDA del Hospital General de San Francisco. Había leído sobre las dificultades de los investigadores estadounidenses para desarrollar medicamentos seguros y efectivos contra el VIH. Las medicinas seguras no surtían efecto y las efectivas eran demasiado tóxicas. Yeung preguntó al investigador Michael McGrath si alguna vez había expuesto las células infectadas por VIH a la tricosantina, proteína encontrada en la raíz del pepino chino. El doctor McGrath ni siquiera conocía la planta.

Yeung le dio un frasquito que contenía un poco del extracto herbario. Cuando McGrath lo agregó a un tubo de ensayo que contenía células infectadas por VIH, no pudo creer lo que estaba viendo. Al parecer, la tricosantina sólo mataba las células infectadas con el virus del SIDA. Las células no infectadas permanecían vivas y sanas.

Desde entonces, la tricosantina, o Compuesto Q, ha sido probada en pacientes con SIDA. No es una cura milagrosa, pero los resultados preliminares sugieren que el extracto herbario sí trae beneficios.

Otra hierba prometedora en el combate contra el SIDA es el corazoncillo, una planta europea utilizada desde hace siglos con fines medicinales. En 1988 un reportaje publicado por *Proceedings of the National*

Academy of Science (Actas de la Academia Nacional de las Ciencias) mostró que una sustancia química contenida en la planta, hipericina, detiene la multiplicación del virus que causa cierto tipo de leucemia. Se trata de un retrovirus, al igual que el VIH. Los investigadores sugirieron que la hipericina pudiese tal vez ayudar a tratar el SIDA.

Los médicos a cargo de pacientes con SIDA empezaron a recetar corazoncillo y, en noviembre de 1989, *AIDS Treatment News* (Noticias sobre el Tratamiento del SIDA) publicó una encuesta sobre la experiencia de 112 pacientes con la hipericina. Al igual que en el caso de la tricosantina, no se trata de una cura total, pero la mayoría de los interrogados mencionó beneficios curiosos: mejor funcionamiento inmunológico, reducción de fiebre, menos hinchazón de los ganglios linfáticos y mejoría en cuanto al apetito, la energía y el estado de ánimo.

Desde entonces los investigadores del SIDA han iniciado pruebas clínicas tanto de la tricosantina como del corazoncillo. Es posible que estas hierbas intervengan en la curación de la enfermedad más desconcertante de fines del siglo XX.

De todos modos, resulta claro que las medicinas más antiguas del mundo, las hierbas usadas por la humanidad desde hace más de 5,000 años, seguirán desempeñando un papel clave en materia de salud y de curaciones conforme el siglo XX dé paso al XXI.

CAPÍTULO II

Cómo almacenar y preparar las hierbas curativas

Cuando uno está acostumbrado a abrir un frasco de plástico y echarse una de esas cápsulas convenientes en la boca, la idea de manejar plantas secas puede resultar un poco desalentador.

No se preocupe. Si opta por productos comerciales ya envasados, preparar y usar una hierba curativa no tiene por que ser más complicado que preparar una taza de té. Simplemente siga las indicaciones en el envase.

Por lo demás, es posible que llegue a disfrutar el proceso de cultivar y preparar sus propias hierbas. He aquí lo que necesita saber para usarlas si usted mismo las cultiva o las recoge.

Indicaciones para el secado

Las fórmulas de hierbas curativas se basan casi siempre en plantas secas, de modo que las hierbas frescas —ya sean silvestres o del huerto— se deben secar antes de almacenarlas o ingerirlas.

El método tradicional consistía simplemente en atar en manojos las hierbas y colgarlas en un lugar tibio, seco y sombreado hasta que se desmenuzaran con facilidad. Las raíces se lavaban, se partían y se extendían en una sola capa sobre una superficie limpia. Estos métodos tradicionales de secado todavía se usan; de hecho, algunos herbolarios venden las hierbas en manojos secos.

Sin embargo, el secado tradicional tiene dos desventajas. Primero, a menudo requiere más espacio del que tienen los recolectores o cultivadores. Segundo, toma mucho tiempo, de unos días a varias semanas en el caso de muchas hojas, tallos y flores, y en ocasiones muchos meses, en el de las cortezas y las raíces. A fin de preservar los aromáticos aceites volátiles de muchas hierbas, mientras más rápido se sequen, mejor. Por esto la mayoría de los productores comerciales de hierbas recurren a aparatos especiales para secar las plantas. El mismo proceso puede hacerse en casa al colocar las hierbas sobre una bandeja de hornear y meterlas en el horno a una temperatura de 95°F (35°C). El secado con el horno resulta conveniente y económico pero tiene dos desventajas. En las áreas donde se cosechan las hierbas durante el verano, con todo el calor ambiental, la gente no quiere prender su horno. Además, muchos hornos no calientan de manera uniforme, de modo que algunas plantas se tostarán mientras que otras quedarán demasiado húmedas.

Poder para pulverizar

Una vez secas, la mayoría de las hierbas se pulverizan para reducirlas a la forma más conveniente de usar. Los herbolarios tradicionales recurrían a un molcajete (mortero), método que todavía funciona muy bien para los que manejan pequeñas cantidades de hierbas.

Un procedimiento más moderno es usar un pequeño molinillo de café (limpiándolo cuidadosamente para eliminar toda huella de éste). Los agricultores que producen grandes cantidades de hierbas pueden adquirir molinillos más grandes.

El almacenaje

Para conservar mejor las cualidades medicinales de las hierbas, guárdelas en frascos opacos de vidrio o cerámica. Llénelos hasta el tope para reducir la cantidad de oxígeno en su interior. A medida que usa las hierbas, rellene los frascos con algodón para reducir la cantidad de oxígeno.

La humedad es otro enemigo de las hierbas. Si se mojan, vuelva a secarlas rápidamente para evitar que les salga moho. Los insectos también pueden perjudicarlas. El proceso de secado mata a muchas plagas, pero esté atento a cualquier indicio de infestación. Cuando no use sus hierbas, mantenga los frascos bien cerrados.

Procedimientos de preparación

Las hierbas curativas suelen usarse en forma de infusión, decocción, compresa, tintura, ungüento (pomada) o cápsula. También pueden ponerse en el agua del baño.

Cómo preparar una infusión

Las infusiones son extractos preparados con hierbas que contienen sustancias medicinales en sus flores, hojas y tallos. Una infusión no es un té. Algunos herbolarios utilizan estos términos como sinónimos, pero se trata de dos cosas muy diferentes. Las infusiones se preparan igual que el té, pero se dejan reposar durante más tiempo, de modo que se vuelven considerablemente más fuertes.

PAUTAS DE SEGURIDAD

Cada hierba mencionada en este libro incluye recomendaciones de seguridad específicas, pero a continuación se presentan algunas pautas generales.

No dé por sentada la identidad de una hierba. La mayoría de las hierbas suelen identificarse correctamente, pero es posible adulterarlas, sobre todo en lo que se refiere a hierbas tan costosas como el azafrán, *ginseng*, hidraste y equinacia. Aprenda a conocer el olor, textura y sabor de las hierbas curativas. Si tiene alguna duda, no la ingiera.

Tome sólo las cantidades recomendadas durante el tiempo que se indica. En los casos en que las hierbas le han hecho daño a la gente, ha ocurrido cuando las personas consumieron cantidades gigantescas de las hierbas durante mucho tiempo.

Sea muy precavido si padece alguna enfermedad crónica. Las hierbas curativas pueden interactuar con otros medicamentos que esté tomando. Consulte a su médico y farmacéutico acerca de los posibles problemas.

Sea particularmente cuidadoso al usar aceites a base de hierbas. Los aceites "esenciales" o "volátiles" de las hierbas aromáticas son muy concentrados y cantidades que parecen ser pequeñas pueden causar mucho daño. Una cucharadita de aceite de poleo puede producir la muerte. Muchos aceites a base de hierbas están disponibles en las tiendas. Si los usa, tome sólo una o dos gotas a la vez.

La receta tradicional para una infusión común lleva de ½ onza a 1 onza (15 a 30 gramos) de hierba seca dejada en infusión en una pinta (medio litro) de agua hirviendo durante 10 a 20 minutos. Las infusiones no se conservan por mucho tiempo. Deben prepararse según se necesiten, de modo que muchos herbolarios modernos recomiendan de ½ a 1 cucharadita copeteada (colmada) por cada taza de agua hirviendo, que se deja en infusión la misma cantidad de tiempo. Después de 20 minutos las infusiones, por supuesto, ya no están calientes. Es posible ingerirlas a temperatura ambiente o bien recalentarlas; una forma conveniente de hacerlo es en el horno de microondas, con un termómetro. Puede usar hierbas frescas en lugar de secas al hacer una infusión. Simplemente ponga el doble de la cantidad indicada de hierba seca.

El problema principal de las infusiones es su sabor. La mayoría son bastante amargas. De esta forma, la naturaleza previene la sobredosis. Por otra parte, si el sabor es tan malo que usted no puede tomársela, tampoco vale la pena. Por eso, usted puede agregar azúcar, miel o limón a las infusiones, o bien mézclelas con alguna otra bebida a base de hierbas. Si aún le es imposible tomarla, pruebe con otro preparado.

Cómo preparar una decocción

Las decocciones se parecen a las infusiones, pero son extractos de raíces o corteza. En comparación con las flores, hojas y tallos, resulta más difícil extraer las sustancias químicas activas de las raíces o la corteza de una planta, de modo que, en lugar de dejarlas en infusión en el agua caliente, se hierve el material botánico ya seco a fuego muy lento de 10 a 20 minutos.

Cómo preparar una tintura

Las tinturas son extractos preparados con alcohol en lugar de agua. Son muy concentradas, así que resultan más fáciles de transportar que las infusiones o las decocciones, incluso que las hierbas mismas. También conservan su potencia por más tiempo.

Para preparar una tintura, los distribuidores comerciales de hierbas normalmente utilizan alcohol puro de grano de una graduación alcohólica de 198 (En Latinoamérica, 96 grados). Los fabricantes de tinturas caseras pueden usar vodka o brandy de graduación 100 (43 grados). El vodka es más económico. La receta ordinaria para una tintura indica 1 onza (28 gramos) de hierba seca y triturada, dejada en infusión en 5 onzas (140 gramos) de alcohol destilado durante seis semanas. A continuación, algunas sugerencias para preparar tinturas:

- Cierre los recipientes de las tinturas de manera hermética.

- Aunque se sellen, es posible que el líquido se escape de algunos recipientes. Durante el período de preparación no coloque las tinturas sobre muebles valiosos.

- Marque las tinturas con etiquetas que indiquen el nombre de la hierba usada y la fecha en que la puso a reposar, para saber cuándo han pasado las seis semanas.

EL PROBLEMA DE LA DOSIFICACIÓN

Muchos creen que las hierbas son más seguras que los productos farmacéuticos porque son "naturales". Los críticos de las hierbas arguyen que los productos farmacéuticos son más seguros porque el consumidor sabe con exactitud cuánto consume, mientras que los que usan hierbas sólo pueden hacer un cálculo muy aproximado de las cantidades que consumen del material botánico.

En esto tienen razón los críticos. La potencia de una planta depende de su composición genética, las condiciones de cultivo, la madurez al cosecharse, tiempo que lleva almacenada, la posibilidad de adulteración y el método de preparación.

Sin embargo, no hay que buscar más allá de las estadísticas de suicidios para saber que la exactitud en la dosificación farmacéutica no garantiza que los fármacos se van a usar de manera segura. Además, la misma dosis de un gran número de medicamentos puede provocar reacciones muy diferentes en distintas personas.

Las dosis recomendadas en este libro representan el consenso de las opiniones tanto de herbolarios tradicionales como de libros de consulta científicos. En los pocos casos en que difieren las fuentes en medida considerable, se recomienda la menor cantidad con la idea de que es mejor pecar de prudente que de lo contrario.

- Agite la mezcla cada dos o tres días para hacer que el alcohol incremente la absorción de los agentes medicinales de la hierba.

- No exponga las tinturas a la luz directa del sol.

- La mayoría de los herbolarios recomiendan usar frascos de vidrio color ámbar para reducir al mínimo los daños ocasionados por la luz.

- Algunas tinturas cambian de color al desarrollarse. No se sorprenda por ello.

- Al desarrollarse las tinturas, el nivel del líquido baja un poco. Repóngalo con más alcohol destilado.

- Muchos herbolarios recomiendan que se cuele el material botánico después de seis semanas. No es necesario pero puede hacerse.

- Guarde las tinturas en un lugar fresco.

- Mantenga las tinturas fuera del alcance de los niños. Son bastante fuertes e incluso una pequeña cantidad de éstas puede provocar una reacción nociva.

Las personas que no beben alcohol pueden preparar tinturas con vinagre tibio (no hervido). Los herbolarios recomiendan vinagre de vino o manzana, no blanco. Las instrucciones son las mismas.

Cómo usar las cápsulas

Las hierbas pulverizadas también pueden meterse en cápsulas de gelatina normales, lo cual es una forma conveniente de llevar hierbas curativas en un viaje o de tomar hierbas de sabor desagradable. Algunas tiendas de productos naturales ofrecen cápsulas y aparatos para llenarlas. (Encontrará una lista de tiendas en la sección de recursos en la página 185.) Las cápsulas vienen en diferentes tamaños. El "00" es el estándar. Al preparar cápsulas, mida la cantidad de hierba pulverizada que cabe en ellas para no rebasar la dosis recomendada en este libro. También es posible abrirlas y usar el contenido para preparar infusiones, decocciones o compresas.

Guarde las cápsulas en un lugar que esté oscuro y fuera del alcance de los niños.

Preparados externos

Es posible preparar un ungüento (pomada) de hierbas mezclando de ½ a 1 cucharadita de tintura por cada 30 gramos de loción comercial para la piel.

Para uso externo, sobre todo para cortadas, quemaduras y otros problemas de la piel, moje un paño limpio con una infusión o decocción fría y colóquelo sobre el área afectada por 20 minutos. Repita todas las veces que sea necesario.

Para un baño relajante, llene una bolsa de tela con algunos puñados de hierbas aromáticas y colóquela bajo el chorro del agua al llenar la bañadera (bañera, tina). Si desea un aroma más intenso, deje la bolsa con las hierbas en el agua al bañarse.

LAS 50 HIERBAS MILAGROSAS

La próxima parte trata las 50 hierbas que muchos consideran las más poderosas del mundo. Sin embargo, su poder no fue el único aspecto que figuró en seleccionarlas para este libro. A continuación, presentamos los otros criterios importantes que influyeron en la selección de hierbas para la Segunda Parte del libro.

Disponibilidad. Las hierbas seleccionadas por lo general son hierbas occidentales pertenecientes a las tradiciones egipcia, europea e indígena norteamericana. Varias hierbas asiáticas occidentalizadas han sido incluidas, como jengibre, *ginseng*, ruibarbo, té, etcétera. Las plantas exclusivas de la herbolaria china fueron excluidas, ya que éstas no se consiguen fácilmente.

Utilidad. Todas las hierbas escogidas tienen aplicaciones prácticas para problemas comunes de la salud.

Seguridad razonable. Como muchas otras medicinas, muchas de estas 50 hierbas pueden causar daño si no se usan apropiadamente. Por esto los esbozos de estas hierbas ponen énfasis en precauciones, límites de dosificación y posibles riesgos. Sin embargo, todas las hierbas seleccionadas son razonablemente seguras si se usan en la forma recomendada.

Familiaridad. Todas las hierbas y especias usadas en la cocina moderna fueron apreciadas originalmente, sobre todo, por su utilidad para conservar los alimentos y curar. Son pocas las personas que saben apreciar las farmacias naturales que tienen en sus cocinas.

Son fascinantes. El flautista de Hamelin era herbolario, además de músico (véase "Valeriana" en la página 179). El espino fue odiado porque supuestamente jugó un papel en la muerte de Nuestro Señor, pero luego perdió su mala fama y adquirió una buena reputación (véase "Espino" en la página 85). Y los vaqueros que bebían infusiones de zarzaparrilla tenían menos interés en refrescarse que en evitar las enfermedades venéreas (véase "Zarzaparrilla" en la página 182).

SEGUNDA PARTE

**LAS 50 HIERBAS MÁS
PODEROSAS DEL MUNDO**

AGRACEJO

Poderoso antibiótico . . . y más

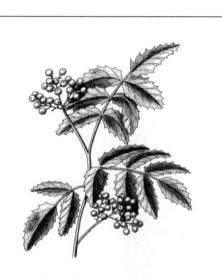

Familia: Berberidaceae; otros miembros incluyen manzana de mayo, mandragora y cimifuga azul

Género y especie: *Berberis vulgaris*

También conocido como:
Acetín, agradillo, agrazón, agrecillo, alarguez, alguese, arlo, berberis, berbero, berberos, *barberry*

Partes usadas: La corteza de la raíz

Aunque esto sorprenda a muchos, las hierbas se defienden muy bien en comparación con los fármacos cuando se trata de ser eficaz y fuerte. De acuerdo con un estudio, la berberina, el elemento activo del agracejo, resultó ser un bactericida más fuerte que el cloramfenicol, un poderoso antibiótico farmacéutico. Pero esta hierba ofrece mucho más que un tratamiento contra infecciones. El agracejo y su pariente cercano, la mahonia, posiblemente también estimulen al sistema inmunológico, reduzcan la presión arterial alta y hasta ayuden con problemas oculares con la conjuntivitis.

Sus poderes curativos

La mayoría de los herbolarios contemporáneos limitan sus recomendaciones de agracejo a la decocción de éste para hacer gárgaras contra el dolor de garganta. Ellos también recomiendan tomar esta decocción para la diarrea y el estreñimiento. Pero si ellos leyeran las revistas médicas, lo recomendarían para mucho más.

Antibiótico. La berberina contenida en el agracejo tiene propiedades extraordinarias para combatir infecciones. Estudios realizados en todo el mundo demuestran que mata los microorganismos que causan los siguientes problemas de la salud: infecciones en las heridas (*Staphylococci*,

Streptococci); diarrea (*Salmonella, Shigella*); disentería (*Endameeba histolytica*); cólera (*Vibrio cholerae*); giardiasis (*Giardia lamblia*); infecciones de las vías urinarias (*Escherichia coli*) e infecciones vaginales (*Candida albicans*).

Estimulante del sistema inmunológico. Es posible que la berberina combata infecciones al estimular el sistema inmunológico. Varios estudios han demostrado que activa la acción de los macrófagos (literalmente, "grandes comedores"), que son glóbulos blancos que devoran microorganismos perjudiciales.

Conjuntivitis aguda. El uso tradicional del agracejo como tratamiento para problemas oculares sobrevive aún en Alemania, donde una preparación de berberina, *Ophthiole*, se aplica al tratamiento de ojos sensibles, párpados inflamados y conjuntivitis. Lamentablemente este producto no está disponible en los Estados Unidos, aunque quizá una compresa empapada en una infusión de esta hierba ayude en algo.

Presión arterial alta. El agracejo contiene sustancias químicas que quizá contribuyan a reducir la presión arterial alta mediante la dilatación de los vasos sanguíneos, lo que apoya el uso tradicional que dan los rusos a la hierba como tratamiento contra la hipertensión.

Usos tradicionales inválidos. Unos cuantos herbolarios aún recomiendan el agracejo como "uno de los mejores remedios para corregir las funciones del hígado". Investigadores ingleses han aislado algunas sustancias de la planta que estimulan el flujo de la bilis, pero no consideran al agracejo de valor terapéutico contra la ictericia ni otros males del hígado.

Cómo usarlo

Para preparar una decocción, hierva media cucharadita de corteza de raíz pulverizada en una taza de agua durante 15 a 30 minutos. Deje que se enfríe. Tome hasta 1 taza al día. El sabor es bastante amargo, pues mejórelo con miel o alguna bebida a base de hierbas.

No se debe dar el agracejo a niños menores de 2 años. En el caso de niños más grandes y personas mayores de 65 años de edad, empiece con una preparación ligera y hágala poco a poco más fuerte si es necesario.

Para hacer una compresa para la conjuntivitis, empape un paño limpio en una infusión de agracejo.

La seguridad ante todo

En grandes dosis, el agracejo puede provocar náuseas, vómitos, convulsiones y bajas peligrosas en la presión arterial, además de desacelerar el

UNOS USOS ANTIGUOS SÍ, OTROS NO

El agracejo ha desempeñado un destacado papel en la curación a base de hierbas desde hace más de 2,500 años. Los antiguos egipcios lo usaban para prevenir las epidemias, lo cual probablemente resultó eficaz en vista de su acción antibiótica. Los médicos de la tradición ayurvédica de la India lo recetaban contra la disentería, otro uso de esta hierba que ha sido comprobado por la ciencia moderna.

Durante la baja Edad Media, en Europa se difundió la aplicación del agracejo como tratamiento para las enfermedades del hígado y vesícula biliar, ganándose el nombre de "baya de la ictericia".

No obstante, la ciencia ha probado que este uso tradicional de la hierba no es válido. No hay ningunas indicaciones que el agracejo ayude ni con los problemas del hígado ni con los de la vesícula biliar.

ritmo cardíaco y de la respiración. Las personas que padecen del corazón o de problemas respiratorios crónicos deben cuidarse de no tomar esta hierba en grandes dosis y usarla sólo con la aprobación de sus médicos.

Es posible que la berberina estimule el útero; por lo tanto, las mujeres embarazadas deben evitarla. El agracejo es una hierba fuerte y debe emplearse con cautela incluso por hombres y mujeres (que no estén embarazadas ni amamantando) generalmente sanos. El agracejo sólo debe administrarse en cantidades medicinales bajo supervisión médica. Si produce molestias menores, como malestar estomacal o diarrea, use menos o suspéndalo. Si causa mareos o debilidad, deje de tomarlo. Informe a su doctor sobre cualquier efecto desagradable o si los síntomas por los que lo use no mejoran de modo significativo en dos semanas.

Ajo

La medicina maravilla

Sin lugar a dudas el ajo es nuestro gran amigo en la cocina, aportando un sabor esencial a nuestros platillos favoritos. Pero aparte de ser un condimento, el ajo también parece ser un 'curalotodo'. Se ha usado por miles de años, y la única medicina más vieja que el ajo es la efedra.

Dentro del género de plantas *Allium*, el ajo es el curador más poderoso (y el que se ha investigado con más ahínco). A través de los siglos, los herbolarios tradicionales también estimaron otros miembros de este género: las cebollas, los cebollines (cebollinos, cebollas de cambray), los puerros, las cebolletas y los chalotes, aunque los consideraron menos fuertes. Los investigadores modernos han llegado a conclusiones similares, pero piensan que las cebollas tienen casi tanto valor medicinal como el ajo. Todos los demás miembros del género tienen menos.

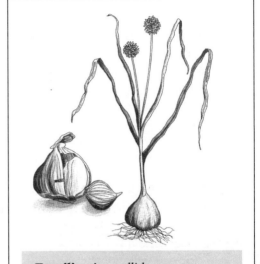

Familia: Amaryllidacae; otros miembros incluyen cebolla, cebollín, chalote

Género y especie: *Allium sativum*

También conocido como: Castañete, *garlic*

Partes usadas: Bulbo

Sus poderes curativos

Algunos de los antiguos pensaron que el ajo curaba casi todo, desde la epilepsia hasta la sordera, pero resulta que la hierba no da para tanto. Sin embargo, muchas evidencias científicas muestran que el ajo, aunque no es una cura mágica, sigue siendo una maravilla herbaria.

Un fuerte antibiótico. Durante la Primera Guerra Mundial el éxito del ajo para tratar heridas infectadas y disentería amebiana (causada por el protozoario *Endamoeba histolytica*) mostró con toda claridad su eficacia antibacterial y antiprotozoaria, validando así miles de años de tradición popular.

El constituyente antibiótico del ajo fue un misterio hasta los años 20, cuando investigadores de los laboratorios Sandoz en Suiza aislaron la aliina. Esta sustancia química por sí sola no tiene valor medicinal, pero cuando se mastica, pica, tritura o machaca el ajo, la aliina se combina con una enzima del ajo llamada alinasa y se transforma en otra sustancia química, la alicina, que sí es un poderoso antibiótico.

Desde los años 20, la amplia gama de propiedades antibióticas del ajo se ha confirmado en, literalmente, decenas de estudios con animales y humanos. El ajo destruye la bacteria que causa la tuberculosis, intoxicación por alimentos e infecciones en la vejiga de las mujeres. También puede prevenir la infección del virus de la influenza (gripe).

Los investigadores chinos informan haber tenido éxito al usarlo para tratar 21 casos de meningitis criptococal, una infección causada por hongos que a menudo es fatal. Diversos estudios muestran que la hierba es eficaz para el tratamiento de los hongos que causa pie de atleta (*Trichophyton mentagrophytes*) y las infecciones vaginales (*Candida albicans*).

Cardiopatías y derrames cerebrales. Ningún medicamento normal puede igualar al ajo cuando se trata de actuar en tantos factores de riesgo cardiovasculares al mismo tiempo. Algunos medicamentos reducen la presión arterial; otros disminuyen el colesterol; algunos reducen la probabilidad de coágulos internos que pueden desencadenar ataques cardíacos y algunos tipos de derrame cerebral. Pero el ajo solito hace todo esto, gracias a la alicina y otra sustancia química llamada ajoen.

Varios estudios que datan de la época de los experimentos de Sandoz confirman la capacidad del ajo para reducir la presión arterial en animales y humanos.

Más de una decena de informes en revistas documentan la capacidad del ajo para reducir el colesterol. En un experimento publicado en la revista médica inglesa *Lancet* (Lanceta), los investigadores dieron de comer a un grupo de voluntarios una comida con unos 120 gramos de mantequilla, el cual eleva el colesterol. La mitad del grupo comió también unos nueve dientes de ajo. Después de tres horas, el nivel promedio de colesterol en el grupo que no comió ajo aumentó en un 7 por ciento, pero en el grupo que sí lo comió, descendió en un 7 por ciento. Los investigadores concluyeron: "El ajo tiene una acción protectora considerable (contra el alto nivel de colesterol)".

Por último, el ajo ayuda a prevenir los coágulos sanguíneos que provocan ataques cardíacos. Un investigador lo consideró "por lo menos tan potente como la aspirina", y en los últimos años ha sido recomendado como un anticoagulante para prevenir ataques cardíacos.

Diabetes. El ajo reduce los niveles de azúcar en la sangre tanto de animales de laboratorio como de humanos. La diabetes es una afección seria que requiere tratamiento profesional, pero si la padece, no correrá ningún riesgo si aumenta su consumo de ajo como complemento a su terapia general.

Cáncer. Evidencias interesantes sugieren que el ajo juega un papel importante en la prevención y tratamiento del cáncer. En un estudio publicado en la revista *Science* (Ciencia), los investigadores separaron las células tumorales de un ratón en dos grupos. Un grupo de tejido tumoral se dejó sin atención; el otro se trató con alicina. Después, ambos grupos de células tumorales se inyectaron a ratones. Los ratones que recibieron las células sin tratamiento murieron de inmediato, pero no hubo muertes entre los que recibieron las células tumorales tratadas con ajo. Desde entonces, otros estudios con animales han mostrado resultados similares.

Obviamente, los hallazgos en animales no necesariamente pueden ser aplicados a los humanos, pero un estudio publicado en la *Journal of the National Cancer Institute* (Revista del Instituto Nacional del Cáncer) sugiere que el ajo puede ayudar a prevenir cáncer estomacal en los humanos. Los investigadores analizaron la dieta de 1,800 chinos, incluyendo a 685 que tenían cáncer del estómago. Aquellos con cáncer comían mucho menos ajo. Los investigadores concluyeron en que una dieta alta en ajo "puede reducir significativamente el riesgo de cáncer de estómago".

Envenenamiento por plomo. Estudios europeos muestran que el ajo ayuda a eliminar el plomo y otros metales pesados tóxicos del cuerpo. El plomo interfiere con la capacidad de pensar y causa otros serios problemas médicos. La exposición a gasolinas con plomo ha introducido este metal en los cuerpos de cientos de personas en los Estados Unidos. Los niños son en especial susceptibles a los efectos del plomo. Añada ajo en abundancia a las salsas de espaguetis y otros alimentos que les gusten a los pequeños.

Lepra. Los antiguos curanderos de la tradición ayurvédica estaban en lo cierto cuando usaron ajo para tratar la lepra, que ahora se llama la enfermedad de Hansen. En un estudio, los investigadores indios dieron a enfermos del mal de Hansen un ungüento (pomada) de ajo y alimentos con grandes cantidades del mismo. Los de este grupo mostraron significativa mejoría en comparación con otros que no recibieron ajo.

SIDA. Estudios que consideraron el ajo como tratamiento para el SIDA son preliminares pero interesantes. En uno, siete pacientes que tenían el SIDA que tomaron un diente de ajo al día durante tres meses experimentaron significativa mejoría en sus funciones inmunológicas, que por lo común son destruidas por la enfermedad. Mientras que los pacientes estaban tomando el ajo, en dos de ellos desaparecieron las úlceras de herpes crónicas y, en otros dos, la diarrea crónica, otro síntoma común del SIDA, también mejoró.

Cómo usarlo

Sin duda usted ya debe estar ansioso por poner a prueba la fuerte acción del ajo contra las infecciones. ¿Pero cómo se debe tomar? Para infecciones menores en la piel, aplicar el jugo del ajo en forma externa puede resultar suficiente, pero a menos que usted sea un herbolario con mucha experiencia, sería un error confiar exclusivamente en el ajo para tratar enfermedades infecciosas. Ningún antibiótico, incluso el ajo, combate *todos* los microorganismos causantes de enfermedades. Los médicos acostumbran a realizar lo que se conoce como una prueba de sensibilidad, en la que se prueban diversos antibióticos en contra del germen. Entonces el médico receta aquél que sea más eficaz. Puede pedir a su médico que incluya el ajo en la prueba de sensibilidad. O sencillamente tómelo además del medicamento que le recetan.

Los investigadores encontraron que un diente de ajo de tamaño medio contiene la cantidad antibacterial de unas 100,000 unidades de penicilina. Dependiendo del tipo de infección, las dosis de penicilina oral típicas van de 600,000 a 1.2 millones de unidades. El equivalente en ajo sería de unos 6 a 12 dientes. Es mejor comer tres dientes de dos a cuatro veces al día.

Para ayudar a reducir la presión arterial, el colesterol y la probabilidad de coágulos sanguíneos internos, se recomienda de tres a diez dientes de ajo frescos al día.

Se debe masticar, picar, triturar o machacar para transformar la aliina, que por sí sola no es activa en términos medicinales, en la alicina, que sí tiene acción antibiótica.

Cocinar con el ajo

El ajo crudo tiene un fuerte sabor picante; algunas personas sufren sensación de ardor en la lengua cuando lo prueban. Al cocinarlo se elimina su picor y se suaviza el sabor.

En los alimentos, sazone al gusto. (Es fácil pelar los dientes si los aplasta con el lado plano del cuchillo de carnicero.)

Para preparar una infusión, pique seis dientes por taza de agua fría y déjelo en infusión durante 6 horas. Para una tintura, remoje 1 taza de dientes machacados en un litro de brandy, agítelo a diario durante dos semanas, después tome hasta 3 cucharadas al día.

El ajo puede administrarse —con precaución— a los niños menores de 2 años.

La seguridad ante todo

La acción anticoagulante del ajo puede ayudar a prevenir ataques cardíacos y algunos tipos de derrames cerebrales, pero se presume que cantidades medicinales pueden causar problemas para quienes sufren de trastornos de coagulación. Si sufre un trastorno de estos, consulte a su médico antes de usar ajo en cantidades medicinales.

Las personas alérgicas al ajo desarrollan sarpullido por tocar o comer la hierba. Si le produce tal reacción, no la coma. También se ha informado que el ajo puede provocar malestar estomacal.

El ajo entra en la leche de las madres amamantando y puede causar cólico a los bebés.

Sin embargo, jamás se le ha implicado en aborto espontáneo o defectos de nacimiento.

Otras precauciones

Para personas generalmente sanas, no embarazadas, que no estén amamantando y no padezcan trastornos de coagulación, el ajo se considera seguro incluso en grandes cantidades.

Debe usarse en cantidades medicinales sólo bajo supervisión médica. Si produce molestias menores, como malestar estomacal, use menos o deje de usarlo. Informe a su médico sobre cualquier efecto desagradable o si los síntomas contra los que lo use no mejoran en forma significativa en dos semanas.

ALFALFA

Esperanza para el corazón

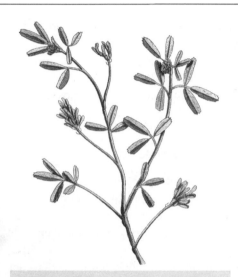

Familia: Leguminosae; otros miembros incluyen las habas y chícharos (guisantes)

Género y especie: *Medicago sativa*

También conocida como: Clavo chileno, pasto del búfalo, mielga común, *alfalfa*

Partes usadas: Hojas

Los ganaderos aprecian desde hace mucho la alfalfa como forraje para animales. En los últimos 20 años quienes gustan de las ensaladas también han llegado a apreciar los brotes de esta hierba. Sin embargo, son las hojas de la alfalfa las que tienen el verdadero poder curativo: pueden ayudar a reducir el colesterol y a prevenir enfermedades cardíacas y ciertos tipos de derrame cerebral.

Sus poderes curativos

La mayoría de los antiguos usos curativos de la alfalfa —por ejemplo, como un remedio para la artritis, el escorbuto y los problemas urinarios— han perdido su valor. Sin embargo, los científicos modernos han descubierto quizás un uso potencial que no soñaron nuestros antepasados: la alfalfa como agente en la lucha contra enfermedades cardíacas, derrame cerebral y cáncer, las tres causas principales de muerte en los Estados Unidos.

Cardiopatías y derrames cerebrales. Estudios con animales muestran que las hojas de alfalfa ayudan a reducir los niveles de colesterol en la sangre y los depósitos de placas en las paredes de las arterias. (Altos niveles de colesterol y depósitos de placas provocan las enfermedades cardíacas y los derrames cerebrales.) Los brotes de alfalfa producen un efecto similar, pero es menos significativo. Los resultados con animales no necesariamente se aplican a los humanos, pero un artículo en la revista médica británica *Lancet* (Lanceta) informa sobre una reducción significativa de colesterol en un individuo que comió grandes cantidades de alfalfa.

Cáncer. Un estudio sugiere que la alfalfa ayuda a neutralizar los cancerígenos en el intestino. Otro, publicado en la *Journal of the National Cancer Institute* (Revista del Instituto Nacional del Cáncer), muestra que esta hierba retiene los cancerígenos en el colon, ayudando así a que se eliminen del cuerpo con mayor rapidez.

Las semillas de alfalfa también contienen dos sustancias químicas (staquidrina y homostaquidrina) que inducen la menstruación y pueden causar aborto espontáneo. Las mujeres embarazadas deben evitar su ingestión (véase "La seguridad ante todo" en la página 34).

Mal aliento. La alfalfa es una fuente excelente de clorofila, el ingrediente activo en la mayoría de los refrescantes del aliento. Beba una infusión de alfalfa si le preocupa su aliento.

Usos tradicionales no válidos. Aunque generalmente los herbolarios modernos afirman la antigua idea de que la alfalfa sirve para tratar úlceras, quizá tendrán que tragarse lo que han dicho debido a que la ciencia no apoya este uso tradicional de la hierba en absoluto.

Los herbolarios también recomiendan alfalfa para problemas intestinales y como diurético para remediar la retención de líquidos. Lamentablemente, estos usos tradicionales tampoco han podido comprobarse científicamente.

Algunos fabricantes promueven el uso de tabletas de alfalfa para el tratamiento del asma y fiebre del heno, pero un estudio publicado en la *Journal of the American Medical Association* (La Revista de la Sociedad Médica de los Estados Unidos) muestra que tales afirmaciones no son válidas. La alfalfa no contiene broncodilatadores para el tratamiento del asma ni antihistamínicos para combatir la fiebre del heno.

Pese a su uso tradicional como inductora de la menstruación, los científicos no han encontrado estimulantes uterinos en las hojas de alfalfa.

Cómo usarla

Los brotes sirven para aderezar ensaladas, mientras las hojas se usan en la curación herbaria. Las tabletas y cápsulas de hoja de alfalfa se encuentran en tiendas de hierbas, de productos naturales o en donde venden suplementos alimenticios. Siga las indicaciones en el paquete.

Si usa la hierba, prepare infusiones medicinales con una o dos cucharaditas de hojas secas por cada taza de agua hirviendo. Déjela en infusión de 10 a 20 minutos. Disfrute hasta tres tazas al día para beneficiarse de su potencial para reducir el colesterol. La infusión tiene un aroma similar al heno y su sabor es parecido al de la manzanilla con un ligero resabio amargo.

No se deben dar infusiones medicinales con hojas de alfalfa a niños menores de 2 años. Para niños mayores y personas de más de 65 años de edad, debe comenzar con preparaciones ligeras y hágalas más fuertes si es necesario.

La seguridad ante todo

Por ningún motivo se deben comer las semillas de alfalfa, ya que contienen niveles relativamente altos del tóxico aminoácido canavanina. Según un informe de *Lancet* (Lanceta), la ingestión de grandes cantidades de semillas de alfalfa puede introducir suficiente canavanina en el cuerpo como para provocar el trastorno reversible en la sangre conocido como pancitopenia, el cual deteriora las plaquetas necesarias para la coagulación y también los glóbulos blancos que combaten las infecciones. Además, se ha vinculado la canavanina de las semillas de alfalfa con el lupus eritematoso sistémico, trastorno inflamatorio serio que puede atacar varios órganos, en particular los riñones.

La alfalfa también contiene saponinas, sustancias químicas que pueden destruir los glóbulos rojos y, por lo menos en teoría, provocar anemia. Para personas generalmente sanas, no embarazadas y que no estén amamantando, la alfalfa se considera segura si se ingiere en las cantidades típicamente recomendadas. No se sabe de personas sanas que hayan desarrollado anemia por usar cantidades recomendadas de hierbas curativas que contengan saponinas. Sin embargo, cualquier anémico debe usar esta hierba sólo con aprobación de su médico.

La Dirección de Alimentación y Fármacos de los EE.UU. (*FDA* por sus siglas en inglés) incluye la hoja de alfalfa en su lista de hierbas generalmente consideradas seguras. La alfalfa debe usarse en cantidades medicinales sólo bajo supervisión médica. Si provoca molestias menores, como malestar estomacal o diarrea, use menos o deje de usarla. Informe a su médico sobre cualquier efecto desagradable o si los síntomas contra los que la use no mejoran en forma significativa en dos semanas.

laxantes de áloe vera. Si decide usarlas jamás sobrepase las dosis recomendadas en el paquete, y reduzca la dosis o deje de usarlas si sufre retortijones intestinales.

Si busca un laxante natural, lo mejor es recurrir a otras hierbas con resultados comprobados y más suaves, como el *psyllium* (véase la página 146) o la cáscara sagrada (véase la página 57).

No es aconsejable que mujeres embarazadas consuman el látex de áloe vera. Su naturaleza catártica puede estimular contracciones uterinas y desencadenar un aborto espontáneo. Tampoco deben emplearlo madres amamantando. El látex entra en la leche materna y puede causar retortijones estomacales y catarsis violenta en los lactantes.

El poder catártico del áloe vera puede asimismo agravar úlceras, hemorroides, diverticulosis, diverticulitis, colitis o el síndrome del intestino irritable. Quien padezca un mal gastrointestinal debe evitarlo como laxante. En términos generales no se recomienda el látex de áloe vera vía interna.

Un posible efecto secundario

Aunque el gel de áloe vera puede ayudar en la curación de una piel herida, un estudio informó que a un individuo que lo usó durante varios años le produjo ronchas tipo eczema, probando así que en exceso, algo bueno puede ser malo.

Arándano Agrio

Previene los problemas de la vejiga

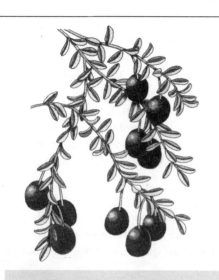

Familia: Ericaceae; otros miembros incluyen azalea, rododendro, arándano azul, mirtillo (*bilberry*), ráspano

Género y especie: *Vaccinium macrocarpon* u *Oxycoccus quadriptalus*

También conocido como: Arándano rojo, *cranberry*

Partes usadas: Jugo de las bayas

La salsa hecha de las moras (bayas) de esta hierba son una parte integral del Día de Acción de Gracias estadounidense; a muchos les costaría trabajo dar las gracias sin esta salsa tradicional, conocida como '*cranberry sauce*' en inglés. Pero más allá de ser un postre sabroso, esta hierba ha resultado ser un gran aliado para las mujeres.

Sus poderes curativos

Salud femenina. En el siglo pasado, en la década de los años 40, los investigadores alemanes descubrieron que tras comer arándano agrio, la orina de las personas contenía una sustancia química conocida como ácido hipúrico. Este ácido atacaba a las bacterias. Sesenta años más tarde, los investigadores estadounidenses especularon que la orina acidificada mediante una dieta constante de arándano agrio puede prevenir una infección del tracto urinario, problema de salud común, recurrente y a menudo crónico en las mujeres.

Las mujeres adoptaron el jugo de arándano agrio con entusiasmo y diversos estudios lo respaldaron. Pero a fines de los años 60 de este siglo, los opositores reclamaron que las moras de la tarta no acidificaban la orina de modo significativo y, por lo tanto, no podía prevenir la infección del tracto urinario.

Las últimas investigaciones apoyan una vez más a la hierba. Un experimento que se comentó en la *Journal of the American Medical Association* (La Revista de la Sociedad Médica de los Estados Unidos) muestra que el 73 por ciento de quienes padecen una infección recurrente del tracto urinario reportaron una "mejoría significativa" después de beber durante tres semanas 1 pinta (473 ml) diario de cóctel comercial de jugo de arándano agrio. Los investigadores sugieren que la acidez de la orina no tiene nada que ver con la eficacia de la hierba. Escribieron que lo que sucede es que el jugo impide que los gérmenes de la infección se adhieran al revestimiento del tracto urinario, reduciendo así la probabilidad de infección.

Incontinencia. El jugo de arándano agrio también ayuda a desodorizar la orina. Un informe publicado en la *Journal of Psychiatric Nursing* (Revista de Enfermería Siquiátrica) sugiere que si se incorpora jugo en la dieta de las personas preocupadas por incontinencia urinaria, se reduce el penoso olor que trae tal problema.

Cómo usarlo

El cóctel con jugo de arándano agrio se consigue en casi cualquier supermercado de los Estados Unidos. El jugo puro es demasiado ácido y casi imposible de beber, por eso al producto comercial se le agrega agua y azúcar. Si sufre de infección del tracto urinario haga la prueba y beba a diario un par de vasos de cóctel comercial a ver si le ayuda a prevenir la reaparición.

La seguridad ante todo

Para personas sanas, no embarazadas, que no estén amamantando y no estén tomando otros medicamentos que afecten al riñón o tracto urinario, el jugo de arándano agrio se considera seguro en cualquier cantidad. No se han reportado problemas por beberlo; sin embargo, algunas personas pueden ser alérgicas o sensibles al arándano agrio.

El arándano agrio debe usarse en cantidades medicinales sólo bajo supervisión médica. Informe a su médico si desarrolla síntomas de infección del tracto urinario. Por lo general es necesario un tratamiento con antibióticos.

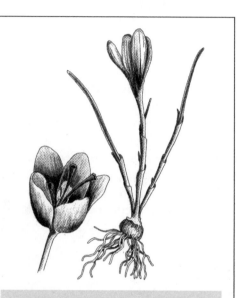

AZAFRÁN

Es caro, pero lo vale

El azafrán es una especia de color amarillo-dorado que durante siglos ha valido, literalmente, su peso en oro. Aún cuesta alrededor de 500 dólares la onza. Al igual que el precio del oro, su valor como hierba medicinal ha fluctuado. Pero su valor puede aumentar de nuevo debido a su poder para ayudar a reducir ciertos factores de riesgo relacionados con las enfermedades del corazón, la causa principal de muerte en los Estados Unidos.

Familia: Iridaceae; otros miembros incluyen iris, gladiola, croco

Género y especie: *Crocus sativus*

También conocido como: Croco de azafrán o azafrán español, pero no azafrán americano, que es el azafrán bastardo o cártamo

Partes usadas: Estigmas (partes de los pistilos)

Sus poderes curativos

Nicholas Culpeper, el famoso herbolario inglés del siglo XVII, tuvo razón cuando dijo que el azafrán "fortalece el corazón en exceso". Él se refería al hecho de que aunque era buena para el corazón, era demasiado cara. Sin embargo, el azafrán cuesta mucho menos que algunas medicinas para deshacer coágulos que se inyectan directamente al corazón para tratar un infarto (2,000 dólares por dosis), o que una derivación cardiaca (*bypass*) para implantar un marcapasos, que sale en aproximadamente 25,000 dólares. Las personas que usan suficiente azafrán puede que ahorren dinero a la larga, ya que la hierba puede ayudarles a controlar ciertos factores de riesgo contra enfermedades del corazón.

Colesterol. El constituyente más activo de esta planta se llama crocetina. Estudios con animales muestran que la crocetina inyectada reduce de modo considerable el colesterol. Cierto, las personas que comen azafrán entero no obtienen los mismos beneficios que los animales inyectados directamente con la crocetina. Los estudios de población, sin embargo, sostienen que el azafrán es una protección contra las enfermedades del corazón.

Ciertas poblaciones de España tienen pocos problemas cardíacos (infartos) pese a llevar una dieta relativamente alta en grasas. Algunos expertos acreditan este hecho al uso liberal del aceite de oliva en la cocina, pero un artículo en la revista médica británica *Lancet* (Lanceta) afirmaba que el azafrán —que también se usa liberalmente en la cocina española— es el factor de protección de mayor importancia.

Depósitos de coágulos en las arterias. La crocetina también aumenta la cantidad de oxígeno en la sangre. Hay investigadores que sugieren que esta oxigenación adicional detiene el crecimiento de coágulos en las arterias, los cuales provocan problemas cardíacos.

Presión arterial. En China, estudios hechos con animales prueban que el azafrán reduce la presión arterial y, en los Estados Unidos, la crocetina se utiliza para controlar la presión arterial en los gatos. Estos hallazgos muestran que el azafrán también puede ayudar a controlar este factor de alto riesgo para las enfermedades del corazón.

Salud femenina. El azafrán puede estimular el útero, lo que da credibilidad a su uso tradicional como inductor de la menstruación. Las mujeres embarazadas no deben utilizar dosis medicinales; quienes no lo están, pueden usarlo para provocar su menstruación.

Cómo usarlo

Para prevenir las cardiopatías o inducir la menstruación, utilice de 12 a 15 estigmas (hilos) por cada taza de agua hirviendo. Deje en infusión durante diez minutos.

Tome hasta una taza al día. El sabor del azafrán es agradable y aromático, pero en grandes cantidades es amargo.

Dosis medicinales de azafrán no deben administrarse a niños menores de 2 años. Para niños mayores y personas de más de 65 años, empiece con preparaciones ligeras y hágalas más fuertes si es necesario.

La seguridad ante todo

La crocetina se ha utilizado para provocar el aborto espontáneo. Lamentablemente, es tóxica en dosis grandes. Existen informes sobre decesos de mujeres que lo usaron para interrumpir su embarazo.

Sin embargo, la literatura médica no informa sobre ningún daño cuando se administran las cantidades recomendadas.

La Dirección de Alimentación y Fármacos de los EE.UU. (*FDA* por sus siglas en inglés) incluye al azafrán en su lista de hierbas consideradas generalmente seguras. Para personas generalmente sanas, no embarazadas, que no estén amamantando, se considera seguro en las cantidades típicamente recomendadas.

El azafrán debe tomarse en cantidades medicinales sólo bajo supervisión médica. Si produce molestias menores, como malestar estomacal o diarrea, use menos o deje de usarlo. Informe a su médico sobre cualquier efecto desagradable, o si los síntomas por los que lo use no mejoran de forma significativa en dos semanas.

BARDANA

Pasan los años, y sigue ahí

Su nombre en inglés, *burdock*, significa 'planta que agarra', ya que sus erizos se pegan a la piel y la ropa. Esta tenacidad parece reflejarse en su reputación en la curación herbaria moderna. Aunque muchos científicos la han descartado como inútil, aparentemente la bardana se sigue 'agarrando' de su fama medicinal, en particular como tratamiento potencial para el cáncer.

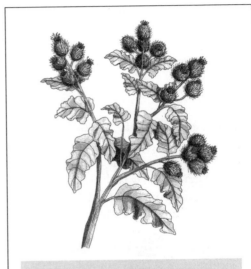

Sus poderes curativos

Muchos expertos modernos en las hierbas dicen que la bardana no es curativa. En el libro *Natural Product Medicine* (Medicina a base de productos naturales), la Dra. Ara Der Marderosian, Ph.D., y Lawrence Liberti escriben: "Existe poca evidencia que

Familia: Compositae (compuestas); otros miembros incluyen la margarita, diente de león, caléndula

Género y especie: *Arctium lappa*

También conocida como: Cadillo, lapa, lampazo, *burdock*

Partes usadas: Principalmente la raíz; hojas y semillas

indique que la bardana es útil en el tratamiento de cualquier enfermedad humana". Y en *The New Honest Herbal* (El nuevo manual sincero de hierbas) el Dr. Varro Tyler escribe: "A pesar de que el pueblo la haya usado por tanto tiempo, no existe evidencia sólida de que la bardana muestre actividad terapéutica útil".

La mayoría de los usos tradicionales de la bardana no han pasado las pruebas del escrutinio científico. No sirve para tratar lepra, artritis, prolapso del útero o insuficiencia cardíaca congestiva. Sin embargo, varios estudios sugieren que después de todo, la bardana puede ser terapéutica.

Infección. Los investigadores alemanes han descubierto que la raíz fresca de bardana contiene sustancias químicas (llamados poliacetilenos) que matan las bacterias y hongos que causan enfermedades. Aunque la bardana seca contiene menos cantidad de estas sustancias químicas, su presencia quizás ayude a explicar el uso tradicional de esta hierba contra la tiña, la infección por hongos, y diversas infecciones bacteriales, incluso gonorrea, infecciones en la piel e infecciones del tracto urinario.

No obstante, la bardana no sustituye un tratamiento médico profesional para infecciones fúngicas y bacteriales.

Cómo usarla

Si su médico lo aprueba, puede usar bardana como parte del tratamiento para ciertas infecciones, como las que atacan el tracto urinario, y también para la gonorrea. Tómela en decocción o tintura.

Para preparar la decocción, hierva una cucharadita de raíz en tres tazas de agua durante 30 minutos. Déjela enfriar. Beba hasta tres tazas al día. Tiene un sabor dulce similar al de la raíz del apio.

En tintura, tome de ½ a 1 cucharadita hasta tres veces al día.

No les dé bardana a niños menores de 2 años. Para niños mayores y personas de más de 65 años de edad, se recomienda empezar con preparaciones ligeras y hacerlas más fuertes si es necesario.

La seguridad ante todo

Nadie había puesto en duda la seguridad de la bardana hasta que la *Journal of the American Medical Association* (Revista de la Asociación Médica de los Estados Unidos) la vinculó con un caso de envenenamiento que pudo haber sido fatal.

Una señora que bebió una fuerte decocción experimentó visión borrosa, boca seca y alucinaciones, síntomas clásicos de intoxicación por atropina. La bardana no contiene atropina, pero una planta de aspecto similar sí lo contiene: la belladona. Se supone que alguna cantidad de belladona adulteró la bardana de la señora.

Un solo caso de adulteración no es motivo de alarma, pero si usa bardana, cómprela en un sitio confiable, y si desarrolla cualquier síntoma de intoxicación por atropina —boca seca, visión borrosa y alucinaciones—, consiga inmediatamente atención médica de emergencia.

The Toxicology of Botanical Medicine (La toxicología de la medicina botánica) la identifica como estimulante uterino, por eso las mujeres embarazadas no deben usarla.

La bardana se incluye en la lista de la Dirección de Alimentación y Fármacos de los EE.UU. (*FDA* por sus siglas en inglés) como una hierba de "seguridad indefinida", pero con la excepción de aquel caso de intoxicación por atropina, aparentemente la bardana nunca ha causado problemas. Para personas adultas generalmente sanas, no embarazadas, y que no estén amamantando, se le considera segura si se consume en las cantidades típicamente recomendadas.

La bardana debe usarse en cantidades medicinales sólo bajo super-visión médica. Si produce molestias menores, como malestar estomacal o diarrea, use menos o deje de usarla. Informe a su médico sobre cualquier efecto desagradable o si los síntomas contra los que la use no mejoran en forma significativa en dos semanas.

Cacao (chocolate)

¡Sí, le hace bien!

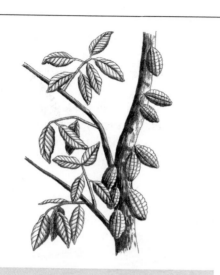

Familia: Sterculiaceae testerculiaceas); otros miembros incluyen la cola

Género y especie: *Theobroma cacao*

También conocido como: Chocolate, cocoa, *chocolate*

Partes usadas: Semillas (llamadas granos)

Hace algunos años se dio enorme publicidad a un informe que sugería que comer chocolate libera las sustancias químicas del cerebro responsables del sentimiento de estar enamorado. Entonces los investigadores teorizaron que por eso los que tienen los corazones rotos a veces se consuelan con una caja de chocolates.

Aunque hasta ahora esta investigación no ha sido confirmada, los amantes del chocolate aún tienen motivos para celebrar. Según algunos estudios, tal vez ese vicio favorito es en realidad un superalimento para nuestra salud. El cacao y su derivado, el chocolate, pueden ser auxiliares digestivos, estimular el flujo sanguíneo al corazón y ayudar a las personas con pecho congestionado a respirar mejor. Por lo tanto, ¿por qué no disfruta una rica barra de chocolate mientras sigue leyendo?

Sus poderes curativos

El cacao contiene dos sustancias químicas que justifican su uso como hierba curativa, y estas son la cafeína y la teobromina.

Estimulante. El cacao contiene sólo del 10 al 20 por ciento del contenido de cafeína del café, unos 13 mg por taza en comparación con los

65 mg del café instantáneo y de los 100 a 150 mg del café colado. Sin embargo, el cacao y chocolate pueden aliviar la somnolencia y aportar una ligera estimulación sin generar tanto nerviosismo, insomnio e irritabilidad como el café. Tome un poco cuando se sienta aletargado, y dígale a cualquiera que pregunte que usted lo está tomando sólo como medicina herbaria (aunque seguro que no lo van a creer, pero bueno . . .)

Auxiliar digestivo. La teobromina del cacao relaja el suave recubrimiento muscular del tracto digestivo, por eso quizás a muchas personas les cabe un poco de chocolate después de una comida pesada. Pruébelo para calmar su estómago después de las comidas.

Asma. La teobromina y cafeína son parientes químicos cercanos de un tratamiento normal para el asma, la teofilina, que dilata los bronquios de los pulmones. La teobromina y cafeína causan efectos similares. Incluso si no sufre de asma, pruebe el cacao o chocolate en caso de congestión del pecho por resfriado (catarro) o gripe.

Cómo usarlo

Ya no tiene que sentirse culpable, porque ahora contamos con genuinas y saludables razones para preparar una rica taza de cacao. Pruébela como estimulante o auxiliar digestivo. Los asmáticos deben estar bajo supervisión médica, pero una taza de cacao no puede enfermarlos y, tal vez, proporcione alivio.

Para preparar el cacao use de 1 a 2 cucharaditas copeteadas (colmadas) por cada taza de agua hirviendo o leche descremada.

Algunos niños y adultos son sumamente sensibles a los estimulantes del cacao y chocolate. Si el insomnio, irritabilidad o hiperactividad son un problema, reduzca su consumo.

La seguridad ante todo

Los verdaderos problemas de seguridad tienen que ver con el contenido de cafeína de esta hierba. La cafeína es una fuerte droga estimulante que crea adicción. Se le relaciona con insomnio, irritabilidad y ataques de ansiedad; también con aumento en la presión arterial, elevados niveles de azúcar en la sangre (glucosa) y mayor riesgo en defectos de nacimiento. (Véase "Café" en la página 49 para mayor información sobre los muchos efectos de la cafeína.)

El cacao y chocolate contienen sólo del 10 al 20 por ciento de la cafeína que contiene el café, pero grandes cantidades pueden producir los clásicos efectos de la cafeína. Las personas con insomnio, problemas de ansiedad, colesterol elevado, presión arterial alta, diabetes o cardiopatías deben limitar su consumo de cafeína.

Ojo con la acidez

Muchas personas encuentran que una taza de chocolate caliente entona su estómago después de las comidas. El único problema es que el cacao y chocolate también pueden causar acidez estomacal. La hierba relaja la válvula entre estómago y esófago, que es el conducto que transporta la comida. Cuando esta válvula (el esfínter bajo del esófago) no cierra bien, los ácidos del estómago se introducen al esófago, causando acidez estomacal. Si el cacao o chocolate le producen este malestar, use menos o deje de usarlos.

El cacao y el chocolate están incluidos en la lista de hierbas de la Dirección de Alimentación y Fármacos de los EE.UU. (*FDA* por sus siglas en inglés) como seguros en términos generales. En las cantidades normalmente consumidas, ambos son seguros para personas sanas, no embarazadas, que no estén amamantando, no tengan historial de insomnio, problemas de ansiedad, niveles elevados de colesterol, presión arterial alta, diabetes o cardiopatías.

El cacao debe usarse en cantidades medicinales sólo bajo supervisión médica. Si provoca acidez, dolor de cabeza o efectos de la cafeína, use menos o deje de usarlo. Informe a su médico sobre cualquier efecto desagradable o si los síntomas contra los que lo use no mejoran en forma significativa en dos semanas.

CAFÉ

Más allá del estimulante

Si acaso un amigo lo criticara por curarse con las hierbas, aquí le tengo la respuesta perfecta: "¿Pero tú tomas café, no?" El café es la infusión herbaria más usada en los Estados Unidos. El estadounidense promedio, por ejemplo, bebe unos 28 galones (100 litros) al año. Pero el café no sólo es una buena excusa para tomar un *break* en el trabajo. Investigaciones indican que puede ayudar a prevenir los ataques de asma, elevar el vigor físico, ayudar a las personas a bajar de peso y recuperarse de la diferencia de horarios cuando se viaja en avión (*jet lag*).

Pero también puede causar serios problemas de salud. Pocas personas reconocen su potencia. Debería usarse con tanta precaución como cualquier otra hierba curativa. Su constituyente activo (cafeína) es una droga que crea adicción.

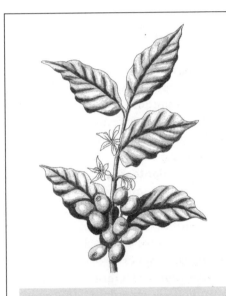

Familia: Rubiaceae (rubiaceas); otros miembros incluyen gardenia, ipecacuanha y quino

Género y especie: *Coffea arabica, C liberica, C robusta*

También conocido como: Café árabe, expreso, capuchino, *coffee*

Partes usadas: Las semillas tostadas y molidas ("granos")

Sus poderes curativos

La cafeína, el estimulante en el café (que también se encuentra en cacao, té, mate y refrescos de cola), es un ingrediente en muchos remedios para resfriados, gripe, para mantenerse despierto y para la menstruación, usos que son fruto directo del papel que ha jugado en la curación herbaria tradicional.

El contenido de cafeína del café depende de cómo se prepara. Una taza de café instantáneo contiene unos 65 miligramos; el colado o precolado tiene de 100 a 150 miligramos; una taza de expreso contiene unos 350 miligramos.

La cafeína está tan integrada a nuestra cultura que rara vez nos damos cuenta de que es una droga y crea hábito. Quienes beben café de modo regular desarrollan tolerancia, por lo que requieren más y más para obtener el efecto esperado. Si se les priva de la cafeína, por lo general desarrollan síntomas de deshabituación, principalmente dolor de cabeza.

Los medios de comunicación informan regularmente sobre problemas de salud relacionados con el café, pero jamás comentan sus muchos posibles efectos curativos.

Estimulante. No cabe la menor duda: el café es un poderoso estimulante del sistema nervioso central. A quienes van frente al volante por horas les ayuda a evitar la somnolencia. Contrarresta los efectos sedantes de las antihistamínicos, una de las razones por las que se incluye en muchos remedios contra el resfriado. Sin embargo, no ayuda a recuperar la sobriedad después de beber alcohol en demasía.

Aumenta el vigor. Atención atletas: el café puede aumentar el vigor físico, de acuerdo con un informe publicado en *The Physician and Sports Medicine* (El Médico y la Medicina Deportiva). El Comité Olímpico Internacional prohibe beber más de siete tazas durante las tres horas antes de cualquier evento olímpico.

Asma. Algunos estudios muestran que el café ayuda a prevenir ataques de asma. La cafeína dilata los bronquios de los pulmones, respaldando así un uso tradicional de la hierba.

Pérdida de peso. El café puede ayudar a algunas personas a bajar de peso, pues aumenta el ritmo metabólico (que es el número de calorías que se queman por hora) en aproximadamente un 4 por ciento. En personas con problemas de peso, esto se traduce, de acuerdo con un estudio, en un aumento significativo en las calorías que se queman después de las comidas.

Jet lag. Esta expresión norteamericana se aplica a la desorientación, insomnio y fatiga que se desarrollan después de volar sobre husos horarios. El café puede ayudar a cambiar el ciclo biológico natural después de cambios abruptos al sobrevolar husos horarios. Algunos especialistas en *jet lag* recomiendan beber café por la mañana cuando se viaja hacia occidente y al anochecer cuando se viaja al oriente.

Cómo usarlo

El café tiene un maravilloso sabor agradablemente amargo, y hemos demostrado de sobra que esto es incentivo suficiente para beberlo con regularidad. Usted también podría disfrutar una taza de café para reanimarse, aumentar su vigor, prevenir ataques de asma y el *jet lag*; o tomarlo con las comidas para que lo ayude a bajar de peso.

Para preparar una infusión, use 1 cucharada copeteada (colmada) de granos molidos por cada taza de agua. Utilice el método que más le agrade, o compre café instantáneo y siga las instrucciones en la etiqueta. Beba hasta 3 tazas al día.

Los alimentos con sabor a café (yogur, helado, etcétera) también contienen cafeína. Si los come, reduzca su consumo de otros alimentos con cafeína.

No conviene dar café a niños menores de 2 años. Para niños mayores y personas de más de 65 años de edad, se recomienda empezar con infusiones ligeras y hacerlas más fuertes si es necesario.

La seguridad ante todo

El café puede aumentar la ansiedad, la presión arterial, el colesterol, el ritmo cardíaco y respiratorio y la secreción de ácidos estomacales. Puede causar insomnio, irritabilidad y nerviosismo. La cafeína se ha implicado en cáncer, cardiopatías, neurosis de ansiedad y defectos de nacimiento. Un informe reciente advierte: "Si la cafeína fuera una droga recién sintetizada, sus fabricantes casi al seguro tendrían verdaderos problemas para adquirir la licencia de producción bajo las normas establecidas por la Dirección de Alimentación y Fármacos de los EE.UU. (*FDA* por sus siglas en inglés). Si se concediera el permiso, podría adquirirse con toda seguridad sólo con receta médica."

No sólo nerviosismo

¿Qué pasa cuando uno bebe más café del acostumbrado? Como bien lo sabe cualquier persona que toma café regularmente, uno se pone nervioso e impaciente y tiene problemas para dormirse. Las reacciones a la cafeína varían de una persona a otra, pero con el tiempo grandes cantidades causan 'cafeísmo', una afección con los mismos síntomas que la neurosis de ansiedad: nerviosismo e irritabilidad, tensión muscular crónica, insomnio, palpitaciones cardíacas, diarrea, acidez y molestias estomacales. De hecho, a muchas personas se les diagnostica erróneamente "neurosis de ansiedad" cuando, en realidad, el problema es cafeísmo, según un informe publicado en *American Journal of Psychiatry* (La revista estadounidense de la Siquiatría).

No a todas las personas que reducen o dejan el café se les desarrollan los síntomas de deshabituación, pero sí a la mayoría. El dolor de cabeza punzante comienza por lo general a las 18 ó 24 horas de la última taza de café y dura algunos días. También es posible que durante uno o dos días se presente estreñimiento.

Advertencias para problemas específicos

- El café incrementa la secreción de ácidos estomacales. Las personas con úlceras u otros trastornos digestivos crónicos deben usarlo con moderación, o evitarlo.

- Tres tazas pueden elevar la presión arterial en hasta un 15 por ciento. Si corre riesgo de cardiopatía y derrame cerebral, hable con su médico sobre su consumo de café.

- Aún un hábito moderado, 1 ó 2 tazas por las mañanas, puede aumentar los niveles de colesterol en la sangre en un 5 por ciento. De 5 a 10 tazas al día pueden elevarlos en hasta un 10 por ciento.

Sin embargo, recientemente los investigadores descubrieron que sólo el café hervido parece elevar el colesterol. Aparentemente el café colado e instantáneo no lo elevan por razones aún misteriosas. Si su nivel de colesterol es bastante elevado como para colocarlo en situación de alto riesgo de cardiopatía, hable con su médico sobre su consumo de café. Si no lo deja, asegúrese de tomarlo sólo colado o instantáneo.

- Independientemente de la acción del café sobre el colesterol y la presión arterial, también aumenta el riesgo de infarto cardíaco. Tomar cinco tazas al día casi duplica el riesgo de sufrir un ataque al corazón, y diez tazas casi lo triplican según un estudio publicado en la *American Journal of Epidemiology* (Revista de Epidemiología de los Estados Unidos). Si padece de la enfermedad del corazón o tiene una historia médica de infarto cardíaco, hable con su médico sobre su consumo de café.

- Muchos estudios con animales relacionan la cafeína con un aumento en el riesgo de defectos de nacimiento. Las dosis que se suministraron a estos animales fueron más elevadas de lo que consumen incluso los tomadores compulsivos, pero las mujeres embarazadas deben ser prudentes y limitar su consumo.

- También se ha relacionado el café con cáncer de mama, de la vesícula biliar, de los ovarios, del páncreas y de la próstata. Todos estos informes han sido puestos en duda, y algunos de ellos han sido desacreditados por completo. La contribución del café al cáncer humano, si existe, no está claro. No obstante, el proceso de tostar introduce sustancias químicas cancerígenas en los granos del café. Les convendría a las personas con historial de cáncer que limiten su consumo.

- Algunos estudios relacionan la cafeína con los fibroquistes, unos dolorosos tumores del seno que no son cancerosos. Esta afección es molesta pero común. Sería recomendable que las mujeres que padecen fibroquistes del seno eviten todo tipo de cafeína, ya sea en café, té, cacao, chocolate, refrescos y medicamentos sin receta, y que observen si mejora su estado físico después de hacer esto.

- En un estudio, mujeres que bebieron de dos a cuatro tazas de café al día sufrieron cinco veces más de inflamación y otros síntomas premenstruales que aquéllas que no tomaron café.

- El café interfiere con la absorción del hierro, un problema potencial para personas con anemia por deficiencia de hierro, o para mujeres que sufren de flujo menstrual excesivo.

El café y la concepción

Mujeres que beben una taza de café al día tienen la mitad de posibilidades de concebir que aquellas que no lo consumen, de acuerdo con un estudio hecho por el Instituto Nacional de Salud Ambiental de los Estados Unidos. A las mujeres que desean embarazarse, en especial a aquellas con historial de esterilidad, se les aconseja limitar su consumo de bebidas o medicamentos que contengan cafeína.

Por otro lado, los investigadores concuerdan en que la cafeína no debe usarse como anticonceptivo, ya que sus efectos para controlar la fertilidad no son confiables. Sería tonto darle tal uso.

¿Cuán seguro es?

Hasta hace poco, la FDA colocaba al café entre las hierbas consideradas seguras, pero la publicidad relacionada con los muchos riesgos para la salud que causa la cafeína la ha forzado a reconsiderar su estatus. Hasta este momento no se ha resuelto el asunto.

TÓNICO PARA TRIBUS

La palabra café proviene de Caffa, la región de Etiopía donde por primera vez se descubrieron los legendarios granos. La evidencia arqueológica sugiere que los habitantes prehistóricos de África oriental amaban las extraordinarias propiedades estimulantes del café. Comían los granos rojos sin tostar antes de ir a una guerra tribal, una larga cacería y otras actividades que requerían fuerza, vigor y agudeza mental.

La bebida que conocemos como café surgió allá por el año 1000 d.C., cuando los árabes comenzaron a tostar y moler los granos y beber la infusión caliente igual que hacemos hoy en día.

En vista de la enorme popularidad del café, es sorprendente con que lentitud se propagó el hábito. Por unos 500 años no salió del Medio Oriente. Ya para el año 1,500, los comerciantes de especias lo introdujeron a Italia y, dentro de 150 años, conquistó a toda Europa y luego al mundo entero.

Para personas sanas, no embarazadas, que no estén amamantando, que no tengan historial de úlceras, hipertensión, diabetes, colesterol alto, ansiedad, problemas de fertilidad o cardiopatías y no estén tomando otros medicamentos con cafeína, se considera al café relativamente seguro si se toma en cantidades de hasta 3 tazas al día.

El café debe usarse en cantidades medicinales sólo bajo supervisión médica. Si produce insomnio, molestias estomacales, ansiedad o cualquiera de los problemas antes mencionados, use menos o deje de usarlo. Informe a su médico sobre cualquier efecto desagradable o si los síntomas contra los que lo use no mejoran en forma significativa en dos semanas.

CANELA

Una especia con algo extra

La espolvoreamos sobre pan tostado, la añadimos a la masa para galletitas, la revolvemos en la sidra caliente y la encontramos en pastas dentales y dulces. Pero es más que un toque adicional a las comidas. La canela es una de las curas más viejas del mundo. Y la ciencia moderna ha confirmado su valor para prevenir infecciones e indigestión.

Sus poderes curativos

Previene infecciones. Existe una razón científica para utilizarla como aromatizante en pastas dentales y enjuagues bucales. Igual que otras especies culinarias, es un poderoso antiséptico: mata muchas bacterias, hongos y virus causantes de enfermedades y caries dentales. Espolvoree un poco sobre cortadas y rasguños menores después de haberlos lavado muy bien.

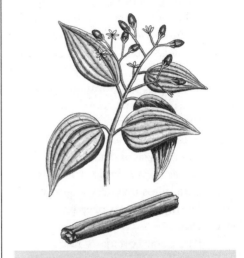

Familia: Lauraceae (lauraceas); otros miembros incluyen laurel, aguacate (palta), nuez moscada y sasafrás

Género y especie: *Cinnamomum zeylanicum, C cassia, C saigonicum*

También conocida como: Canela de la China, de Ceylan, de Saigon, *cinnamon*

Partes usadas: Corteza seca

Además de formar parte de las pastas, tal vez deba ser ingrediente del papel sanitario también. Resulta que un estudio alemán mostró que la canela "elimina completamente" la causa de muchas infecciones del tracto urinario (la bacteria *Escherichia coli*) y el hongo (*Candida albicans*) responsable de infecciones vaginales.

Calmante. Existe una razón más para espolvorear un poco de canela en cortadas y rasguños. Ésta contiene eugenol, un aceite anestésico natural que ayuda a aliviar el dolor de accidentes menores.

Auxiliar digestivo. Después de aportar su sabor a las delicias como pasteles y helados, la canela también ayuda a descomponer las grasas en el sistema digestivo. No se sabe por seguro por qué hace esto, pero se sospecha que puede ser porque estimula la actividad de algunas enzimas digestivas.

Salud femenina. Pese a que algunos herbolarios modernos discuten que la canela ayude a calmar el útero, el peso de la evidencia histórica sugiere lo contrario. Las mujeres embarazadas deben limitar su uso a cantidades culinarias. Otras mujeres pueden probarla para inducir la menstruación o después del parto.

Para preparar una sabrosa, dulce y fuerte infusión caliente, use de $\frac{1}{2}$ a $\frac{3}{4}$ de cucharadita de la hierba en polvo por cada taza de agua hirviendo. Beba hasta 3 tazas al día.

No es conveniente dar infusiones de canela a niños menores de 2 años. Para niños mayores y personas de más de 65 años de edad, se recomienda empezar con preparaciones ligeras y hacerlas más fuertes si es necesario.

Para curar cortadas y rasguños menores, lave muy bien el área afectada y espolvoree un poco de canela.

La seguridad ante todo

En polvo, cantidades culinarias de canela no son tóxicas, aunque sí pueden presentarse reacciones alérgicas.

El aceite de canela es harina de otro costal. En la piel, ésta puede causar enrojecimiento y ardor. Su uso interno puede provocar náuseas, vómitos y hasta posibles daños en los riñones. No lo consuma.

Se incluye la canela en la lista de hierbas seguras de la Dirección de Alimentación y Fármacos de los EE.UU. (*FDA* por sus siglas en inglés). Para personas sanas, no embarazadas, que no estén amamantando, se considera segura si se ingiere en las cantidades típicamente recomendadas.

La canela debe usarse en las cantidades medicinales sólo bajo supervisión médica. Si produce molestias menores, como malestar estomacal o diarrea, use menos o deje de usarla. Informe a su médico sobre cualquier efecto desagradable o si los síntomas contra los que la use no mejoran en forma significativa en dos semanas.

CÁSCARA SAGRADA

El laxante más popular del mundo

Los exploradores españoles del siglo XVI, los primeros en visitar la California estadounidense, padecieron un gran problema: estreñimiento. Los indios de la localidad tenían la solución: el té de una hierba curativa que ellos consideraban sagrada. La hierba cumplió con su trabajo y los españoles la nombraron cáscara sagrada. Sea o no sea sagrada, es casi seguro que miles de personas que la han usado para el estreñimiento la reverencien.

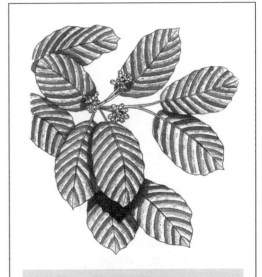

Sus poderes curativos

Los herbolarios modernos recomiendan cáscara sagrada para el estreñimiento y apoyan la aseveración de los médicos eclécticos de que "restablece el tono de los intestinos".

Estreñimiento. Es un ingrediente en decenas de

Familia: Rhamnaceae (ramnaceas); otros miembros incluyen espino cerval

Género y especie: *Rhamous purshiana*

También conocida como: No se conoce otro nombre

Partes usadas: Corteza vieja y seca

laxantes, entre ellos *Comfolax Plus* y *Nature's Remedy*. No sólo eso, los médicos recetan al año más de 2.5 millones de productos que contienen esta hierba.

La cáscara sagrada contiene sustancias químicas (antraquinonas) que estimulan las contracciones intestinales que conocemos como la "urgencia" de ir al baño. Los españoles tuvieron razón al pensar que es más suave que los demás laxantes con antraquinonas, como áloe vera, espino cerval, ruibarbo y sena. Por lo tanto, es menos probable que provoque náuseas, vómitos y retortijones intestinales, aunque tales reacciones sí pueden ocurrir. Si se presentan, use menos o deje de usarla.

Asimismo las investigaciones ha respaldado la observación de los eclécticos de que la cáscara sagrada restablece el tono intestinal. Según el texto de productos naturales, el cual se llama *Pharmacognosy* (Farmacognosia), "la cáscara sagrada . . . no sólo actúa como laxante, sino que también restaura el tono natural del colon".

Cómo usarla

Para aprovechar la acción laxante de la cáscara sagrada, use una decocción o una tintura.

Para preparar una decocción, hierva una cucharadita de corteza bien seca en tres tazas de agua durante 30 minutos. Beba a temperatura ambiente, en dosis de 1 a 2 tazas al día. Tómela antes de acostarse.

Su sabor es bastante amargo. Tal vez la tintura sea más aceptable. Si usa esta, tome ½ cucharadita al irse a la cama.

Si usa un producto comercial con esta hierba, siga las instrucciones en el paquete.

No la administre a niños menores de 2 años. Para niños mayores y personas de más de 65 años de edad, se recomienda empezar con preparaciones ligeras y hacerlas más fuertes si es necesario.

La seguridad ante todo

Los laxantes con antraquinonas se consideran el último recurso para el estreñimiento. Primero, usted debe tener una dieta más alta en fibras, beber más líquidos y hacer más ejercicio. Si eso no ayuda, pruebe un laxante que produzca más volumen, como por ejemplo el *psyllium* (véase la página 146). Y si no se alivia, pruebe entonces cáscara sagrada.

Jamás debe usarla por más de dos semanas. Durante períodos prolongados, la hierba causa síndrome de los intestinos perezosos, que es la incapacidad de evacuar sin estímulos químicos. Si persiste el estreñimiento, consulte a su médico.

La corteza de esta hierba debe almacenarse por lo menos un año antes de usarla. La hierba fresca contiene sustancias químicas que pueden causar catarsis violenta y severos espasmos intestinales. El secado transforma estas sustancias químicas y da a la hierba una acción más suave. También puede secarse artificialmente en el horno a 250°F (120°C) por varias horas.

No se debe dar a nadie que padezca úlceras, colitis ulcerativa, síndrome de los intestinos irritables, hemorroides u otros problemas gastrointestinales.

Tampoco es recomendable para las embarazadas.

Para personas sanas, no embarazadas, que no estén amamantando, que no padezcan trastornos digestivos y que no estén tomando otros laxantes, la cáscara sagrada se considera relativamente segura si se usa con cautela en las cantidades típicamente recomendadas.

La cáscara sagrada debe usarse en cantidades medicinales sólo bajo supervisión médica. Si produce molestias menores, como náuseas, vómitos, diarrea o retortijones intestinales, use menos o deje de usarla. Informe a su médico sobre cualquier efecto desagradable o si el estreñimiento no mejora después de algunos días.

CIMIFUGA AZUL

La hierba que induce el parto

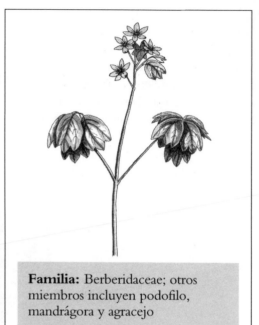

Familia: Berberidaceae; otros miembros incluyen podofilo, mandrágora y agracejo

Género y especie: *Caulophyllum thalictroides*

También conocida como: Cohosh azul, raíz de paposo, *blue cohosh*

Partes usadas: Raíz

Los indios llamaron a la cimifuga azul raíz de *paposo* (*paposo* en su idioma significa niño), porque creían que inducía el trabajo de parto y apresuraba el alumbramiento. Tenían mucha razón: la ciencia muestra que una sustancia activa de la cimifuga azul tiene tales efectos. De hecho, esta sustancia es tan poderosa que la hierba debe usarse sólo bajo supervisión médica.

La cimifuga azul no es pariente de la cimifuga negra, ya que pertenecen a diferentes familias botánicas, pero los indios las usaron como hierbas ginecológicas y a ambas las llamaron *cohosh*, que significa en lengua algonquiana "áspero", ya que ambas tienen raíces retorcidas. El "azul" se refiere al color azulado del tallo de esta hierba y a sus moras (bayas) azul oscuro.

Sus poderes curativos

Los usos tradicionales de la cimifuga azul en ginecología parecen haber sido confirmados por el escrutinio científico.

Inductor del trabajo del parto. Los investigadores han descubierto una sustancia química llamada caulosaponina en la cimifuga azul que produce fuertes contracciones uterinas, respaldando así el uso primario que le daban los indios.

Sin embargo, la caulosaponina también constriñe las arterias que suministran sangre al corazón. La cimifuga azul ha producido daño al corazón en animales experimentales y parece que una sobredosis pueda hacer lo mismo en humanos.

Por otro lado, la cimifuga azul no parece mucho más peligrosa que la pitocina, el medicamento estándar que se usa para inducir el trabajo de parto, el cual también puede causar daño al corazón y otros serios efectos secundarios, hasta la muerte de la madre y el feto.

La pitocina requiere monitoreo profesional constante. La cimifuga azul también debe usarse bajo supervisión médica estricta. Si desea usarla al llegar a término, discútalo con su obstetra y/o partera y úsela sólo con su aprobación y supervisión.

Inductor de la menstruación. Como poderoso estimulante del útero, la cimifuga azul de verdad puede provocar la menstruación, pero no es conveniente que las mujeres la usen con tal propósito, ya que es demasiado fuerte y sus efectos pueden ser bastante serios.

Posibilidades interesantes. Investigadores en la India han hallado evidencia prometedora: los indios norteamericanos tuvieron razón al usar la cimifuga azul como anticonceptivo. Según un informe publicado en *Journal of Reproduction and Fertility* (La Revista de Reproducción y Fertilidad), la hierba inhibe la ovulación en animales.

Los investigadores europeos han identificado algunas propiedades antibióticas y estimulantes del sistema inmunológico en la cimifuga azul, lo que podría explicar el uso que le dieron los médicos eclécticos contra infecciones de la vejiga y riñones.

Por último, esta hierba también posee propiedades antiinflamatorias, dando crédito así a su uso tradicional antiartritis.

Usos tradicionales no válidos. Pese a su reputación tradicional para tratar la presión arterial elevada, varios estudios muestran que es más probable que la cimifuga azul cause este problema serio de la salud y no que lo trate.

Cómo usarla

La cimifuga azul es una hierba poderosa que sólo debe ser administrada por un médico. Al principio la decocción sabe algo dulce, después amarga y desagradable.

HIERBA MULTIUSO

Además de usarse para inducir el trabajo de parto, la menstruación y aborto, los indios usaron la cimifuga azul para dolor de garganta, hipo, cólico infantil, epilepsia y artritis. Algunas indias hasta se tomaban una fuerte decocción como anticonceptivo.

John King, un médico ecléctico estadounidense del siglo XIX, la popularizó como inductor del trabajo de parto y la menstruación en la primera edición de su libro *King's American Dispensatory* (Formulario estadounidense de King). Los eclécticos, que eran unos médicos que basaban la mayoría de sus tratamientos en hierbas, también la recetaban para dolores menstruales, dolor en los senos, infecciones de vejiga y riñones, insomnio, bronquitis y náuseas.

Los médicos no eclécticos (los de la medicina convencional que conocemos hoy en día) jamás la adoptaron, pero de 1882 a 1905 se le encontraba en el texto *U.S. Pharmacopoeia* (Farmacopea estadounidense) como inductor del trabajo de parto.

La seguridad ante todo

Nadie que padezca presión arterial alta, alguna cardiopatía, diabetes, glaucoma o tenga un historial de derrame cerebral debe usar cimifuga azul.

Su raíz en polvo irrita las membranas mucosas, así que utilícela con precaución. Cuide de no inhalarla o de que se le introduzca en los ojos.

La cimifuga azul sólo se debe usar a término para inducir el trabajo de parto, y después *únicamente* bajo supervisión médica.

CIMIFUGA NEGRA

Los indios tenían razón

Una de las medicinas de patente más populares del siglo XIX fue el compuesto vegetal de *Lydia E. Pinkham*, que se introdujo en 1876 para tratar las "debilidades femeninas", es decir, los dolores menstruales. El compuesto de *Pinkham* contenía varias hierbas, siendo la principal la cimifuga negra que desde hacía mucho tiempo usaban los indios algonquianos para el tratamiento de trastornos ginecológicos.

Este producto de *Pinkham* contenía asimismo grandes cantidades de alcohol. Es sabido que las damas respetables del siglo XIX no bebían licor, así que muchas tomaban el compuesto vegetal de *Lydia E. Pinkham*. En la actualidad todavía se vende este compuesto con una fórmula nueva con mucho menos alcohol y, por irónico que parezca, sin cimifuga negra, que pudo haber sido su ingrediente más eficaz contra el dolor de la menstruación.

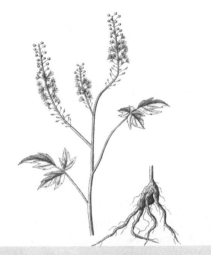

Familia: Ranunculaceae; otros miembros incluyen el ranúnculo, botón de oro, espuela de caballero y peonía

Género y especie: *Cimicifuga racemosa* o *Macrotys actaeoides*

También conocida como: Cohosh negro, hierba de la chinche, serpentaria, *black cohosh*

Partes usadas: Raíz

Sus poderes curativos

Si se usa con prudencia, esta hierba puede resultar muy curativa. Por sus posibles efectos secundarios, sin embargo, sólo debe usarse con la aprobación y supervisión de su médico. Varios estudios muestran que tiene potencial para tratar problemas ginecológicos.

Molestias de la menstruación. La cimifuga negra tiene efectos estrogénicos, lo que significa que actúa como estrógeno, la hormona sexual femenina. Su acción estrogénica puede apoyar su uso tradicional contra los malestares de la menstruación.

No obstante, las hierbas estrogénicas deben usarse con cautela. El estrógeno es ingrediente clave en las píldoras anticonceptivas. Cualquier mujer a la que su médico le aconseje no tomarlas, debe evitar también usar esta hierba. Asimismo debe discutir la actividad estrogénica de la cimifuga negra con su médico antes de usarlo.

Molestias de la menopausia. El estrógeno también se receta para los trastornos de la menopausia, por lo tanto, se puede esperar que las hierbas con acción estrogénica surtan un efecto similar en tales malestares. En Alemania hoy en día, donde la curación con hierbas es una corriente mucho más importante que en los Estados Unidos, la cimifuga negra es ingrediente clave en tres medicamentos que se recetan para las molestias de la menopausia. El texto alemán *Herbal Medicine* (Medicina a base de hierbas) dice que estos medicamentos "parecen eficaces . . . Podemos en muchos casos resolver sin hormonas, aunque . . . el éxito no es inmediato. Debe administrarse el medicamento por algún tiempo . . .". Estos medicamentos no se consiguen en los Estados Unidos, pero la hierba sí.

Cuando se usa para tratar las molestias de la menopausia, el estrógeno puede aumentar el riesgo, en la mujer, de cáncer uterino. Si se toma otra hormona sexual femenina, la progesterona, el riesgo se minimiza. Cualquier mujer que desee usar cimifuga negra en la menopausia debe consultar con su médico si la usa sola o junto con la progesterona.

Cáncer de la próstata. Las hormonas sexuales femeninas retardan el crecimiento de los tumores de próstata. Los médicos recetan con regularidad hormonas similares al estrógeno a hombres con cáncer de próstata. La acción estrogénica de la cimifuga negra puede ayudar a enfrentar esta enfermedad, aunque los hombres que la padezcan deben consultar a su médico antes de usarla.

Presión arterial alta. Un estudio publicado en *Nature* (Naturaleza) muestra que la cimifuga negra reduce la presión arterial dilatando los vasos sanguíneos de las extremidades (vasodilatación periférica). La hierba puede ayudar en el tratamiento de la presión arterial alta, pero debe consultar a su médico antes de usarla.

Cómo usarla

Para preparar una decocción, hierva ½ cucharadita de raíz en polvo por cada taza de agua durante 30 minutos. Deje que se enfríe. Su aroma es desagradable y su sabor es amargo. Añada limón y miel, o mézclelo con algún otro té herbario. Tome dos cucharadas cada par de horas, hasta una taza al día. En tintura tome hasta una cucharadita al día.

Para niños menores de 2 años y personas de más de 65 años de edad, se recomienda empezar con preparaciones ligeras y hacerlas más fuertes si es necesario.

La seguridad ante todo

Los médicos discutieron sobre el uso de la cimifuga negra hace un siglo. El debate continúa hasta nuestros días. Un informe de la Dirección de Alimentación y Fármacos de los EE.UU. (*FDA* por sus siglas en inglés) de 1986 la desechó por "no tener valor terapéutico" y advirtió sobre sus posibles efectos secundarios. Otros expertos dicen que a pesar de que la hierba tiene mucho potencial benéfico, es demasiado tóxica para usarla. Entretanto, los alemanes la incluyen en varios medicamentos de receta médica para calmar las molestias de la menopausia.

La sobredosis de cimifuga negra puede causar vértigo, aturdimiento, náuseas, diarrea, dolor abdominal, vómito, vista nublada, dolor de cabeza, estremecimientos, dolor en las articulaciones y disminución en el ritmo cardíaco. En algunas personas se pueden desarrollar estos efectos con dosis relativamente bajas.

Además de los efectos secundarios mencionados, los compuestos tipo estrógeno de la hierba actúan como el estrógeno mismo y pueden causar problemas hepáticos y coagulación anormal de la sangre, así como estimular el desarrollo de cierto tipo de tumores de los senos. Las mujeres embarazadas deben abstenerse de usar hierbas estrogénicas.

Los posibles daños de la cimifuga negra al corazón son muy preocupantes. Quienes padecen alguna enfermedad del corazón, en especial insuficiencia cardíaca congestiva, no deben usarla.

Potencialmente potente

La cimifuga negra es una hierba potencialmente peligrosa que debe usarse con cautela. Las personas generalmente sanas, no embarazadas, que no estén amamantando, que no padezcan cardiopatías o cánceres dependientes de

MEDICINA PARA LAS MUJERES INDIAS

A esta hierba se le llamó *black cohosh* en inglés por sus raíces medicinales oscuras. *Cohosh*, un sinónimo común para esta hierba, significa "áspero" en el idioma algonquiana, otra referencia a sus raíces.

Los indios norteamericanos hervían estas raíces retorcidas en agua y luego bebían la decocción para casos de fatiga, dolor de garganta, artritis y mordedura de serpiente de cascabel. Sin embargo, las indias usaron la cimifuga negra principalmente para problemas ginecológicos y el parto.

estrógeno y no estén tomando sedantes, medicamentos para la presión arterial, píldoras anticonceptivas o estrógeno posmenopáusico, pueden usarla por períodos cortos en las cantidades típicas recomendadas, pero sólo con la aprobación de un médico.

Si se presenta alguno de los efectos secundarios mencionados, use menos o deje de usarla. Informe a su médico sobre cualquier efecto desagradable o si los síntomas contra los que lo usa no mejoran en forma significativa en dos semanas.

CORAZONCILLO

Tratamiento potencial para el SIDA

El corazoncillo se ha usado como una hierba curativa desde hace más de 2,000 años, principalmente por su habilidad para curar las heridas rápidamente, pero sólo fue hace poco que los científicos reunieron evidencias suficientes para comprobar su posible eficacia como estimulante del sistema inmunológico.

Pero el hallazgo médico de mayor importancia ocurrió en 1988, cuando investigadores de la Universidad de Nueva York y el Instituto Weizmann encontraron que el corazoncillo ejerce una "dramática" actividad en contra de una familia de virus que incluyen al VIH (virus de inmunodeficiencia humana), que provoca el Síndrome de Inmunodeficiencia Adquirida (SIDA). Desde ese tiempo, algunos pacientes tratados con esta hierba han informado de "resultados positivos".

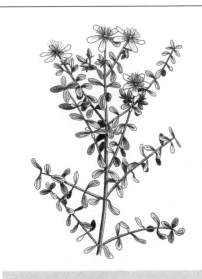

Familia: Hypericaceae (hipericaceas); otros miembros incluyen la rosa de Siria

Género y especie: *Hypericum perforatum*

También conocido como: Hipérico, hierba de San Juan, *St. John's-wort*

Partes usadas: Hojas y flores

Sus poderes curativos

El corazoncillo se ha investigado intensamente en Alemania y la antigua Unión Soviética. Contiene una alta concentración de sustancias químicas que afectan al sistema inmunológico que se llaman flavonoides. También contiene otra sustancia, la hipericina, que tiene acción antiviral y antidepresiva. Otros estudios demuestran que tiene efectos antibacteriales, fungicidas y antiinflamatorios.

SIDA. Uno de los efectos más sorprendentes del corazoncillo es la aparente acción de la hipericina contra el virus del SIDA.

Un estudio publicado en la revista *Proceedings of the National Academy of Sciences* (Actos de la Academia Nacional de Ciencias) muestra que la hierba ejerce una "actividad dramática y poca toxicidad" contra los virus similares al VIH, el virus del SIDA, dentro de tubos de ensayo y pruebas con animales. Se infectaron ratones con el virus que provoca la leucemia y después se les inyectó extracto de corazoncillo. "Previno totalmente la enfermedad." La hierba tuvo el mismo efecto cuando se aplicó a los ratones oralmente. Pruebas de laboratorio preliminares indicaron una acción similar sobre el virus del SIDA. El corazoncillo también atraviesa la barrera de la sangre/cerebro, lo que es importante en el tratamiento del SIDA, ya que el virus, por lo general, ataca al cerebro.

Estos hallazgos causaron entusiasmo entre los investigadores dedicados a estudiar el SIDA, y hubo quienes utilizaron corazoncillo para hacer pruebas en personas infectadas. Desde el inicio de 1989, el informe *AIDS Treatment News* (Noticias Sobre el Tratamiento del SIDA) ha publicado casos e investigaciones sobre pacientes con SIDA que utilizan el corazoncillo, algunos de los cuales han manifestado "una mejoría significativa" que incluye incremento en la función del sistema inmunológico, aumento de peso, apetito y mayor energía.

Estos informes son alentadores, pero como toda información casuística, deben verse con cautela. Hasta que los estudios científicos se completen y verifiquen, el corazoncillo no podrá considerarse tratamiento para el SIDA. Sin embargo, los estudios preliminares y sus resultados parecen prometedores.

Los pacientes con SIDA involucrados en estos estudios no han sido tratados directamente con la hierba, sino con un "extracto estandarizado".

La estandarización es crucial para la aceptación científica de resultados de investigación.

Tratamiento para heridas. Varios estudios han sustentado el uso del corazoncillo para tratar heridas. La hipericina y otras sustancias químicas antibióticas del aceite rojo de la hierba pueden ayudar a prevenir infecciones en las heridas. Además, los flavonoides de la planta, que potencialmente pueden estimular al sistema inmunológico, ayudan a desinflamar heridas. Un estudio alemán muestra que comparado con un tratamiento convencional, el ungüento (pomada) de corazoncillo acortó el tiempo de curación aplicado sobre quemaduras y redujo de manera considerable la cicatrización. (Este producto no se consigue en Estados Unidos.)

Antidepresivo. La hipericina parece interferir la actividad de una sustancia química del cuerpo conocida como oxidasa de monoamina (*MAO* por sus siglas en ingles), lo cual hace que sea un inhibidor de MAO. Los inhibidores de MAO son una clase importante de medicinas antidepresivas. En una pequeña investigación alemana, 15 mujeres en tratamiento por depresión mostraron alivio notable tras tomar corazoncillo, incluyendo aumento de apetito, más interés por la vida, mejor autoestima y patrones de sueño mucho más normales. Pero el corazoncillo no es un antidepresivo instantáneo. De acuerdo con el herbolario alemán Rudolph Fritz Weiss, "el efecto no es rápido . . . tarda por lo menos dos o tres meses".

Cómo usarlo

Para tratar el SIDA, consulte a su médico sobre cómo obtener el extracto estandarizado de corazoncillo o para participar en la investigación clínica de la sustancia.

Para tratar heridas, aplique hojas y flores trituradas sobre la zona afectada después de lavar con jabón y agua.

Para preparar una infusión antidepresiva o para estimular al sistema inmunológico, use de una a dos cucharaditas de la hierba seca por cada taza de agua hirviendo. Déjela en infusión de 10 a 15 minutos. Tome hasta tres tazas al día. Su sabor al principio es dulce, después amargo y astringente.

En tintura, use de $\frac{1}{4}$ a 1 cucharadita hasta tres veces al día.

El corazoncillo no debe administrarse a niños menores de 2 años. Para niños mayores o personas de más de 65 años de edad, empiece con preparaciones ligeras y hágalas más fuertes si es necesario.

La seguridad ante todo

Al combinarse con ciertas comidas y medicinas, los inhibidores de MAO pueden causar una elevación peligrosa de la presión arterial (una crisis de hipertensión). Los síntomas son dolor de cabeza, dolor de cuello, náuseas, vómitos y piel húmeda. En las cantidades recomendadas, la hierba no es tan fuerte como los inhibidores de MAO farmacéuticos. Sin embargo, hay que utilizarla con precaución. Mientras la use, no tome anfetaminas, narcóticos, los aminoácidos triptófano y tirosina, pastillas para la dieta, inhaladores para asma, descongestionantes nasales o medicinas para la gripe y fiebre. Además, no tome cerveza, vino, ni café, ni coma salami, yogur, chocolate, frijoles (habichuelas) o productos ahumados o en salmuera.

Evitar el sol

En ganados alimentados con corazoncillo, la hipericina se concentra cerca de la piel y provoca quemaduras ampulosas de sol.

Los animales de laboratorio inyectados con dosis altas de hipericina murieron tras exponerlos al sol.

Sin embargo, el consenso científico muestra que en dosis recomendadas, el corazoncillo provoca poca o casi ninguna fotosensibilidad, excepto en personas de piel clara, quienes por lo general son más sensibles a la luz del sol. Quienes lo tomen (como aquellos que toman tetraciclina, otra medicina fotosensibilizante) deben de evitar el sol.

Los pacientes con SIDA quienes la han tomado informan que la hierba es relativamente no tóxica, pero algunos han informado que les ha provocado somnolencia, sensibilidad al sol, náuseas y diarrea.

Otras precauciones

La Dirección de Alimentación y Fármacos de los EE.UU. no puede decidirse en cuanto al corazoncillo. Después de declararlo inseguro en 1977, cambió su declaración en parte y ahora permite usar la hierba en el vermut.

Para personas sanas, no embarazadas, que no estén amamantando y que no padezcan hipertensión, ni que estén tomando inhibidores de MAO (*MAO inhibitors*) o medicamentos que interactúan en forma negativa con estos, el corazoncillo se considera seguro en las cantidades típicamente recomendadas. Sin embargo, sólo debe administrarse bajo consentimiento y supervisión de un médico.

El corazoncillo debe utilizarse en cantidades medicinales sólo bajo supervisión médica. Si produce dolor de cabeza, entumecimiento del cuello o náuseas, use menos o deje de usarlo. Si los síntomas persisten, consulte rápidamente a su médico.

Diente de León

Mucho más que una mala hierba

El diente de león es tan despreciado por "mala hierba" que en ocasiones es difícil verlo como lo que es realmente: una hierba curativa y nutritiva con una reputación médica que data de hace más de 1,000 años.

El diente de león puede ayudar a tratar síndrome premenstrual, presión arterial alta e insuficiencia cardíaca congestiva. Asimismo puede ayudar a prevenir cálculos biliares y quizá tenga otras posibilidades medicinales curiosas.

Sus poderes curativos

En los Estados Unidos, la organización que aprueba los medicamentos nuevos es la Dirección de Alimentación y Fármacos de los EE.UU. (*FDA* por sus siglas en inglés), y ésta aún considera al diente de león como una hierba mala. He aquí la posición

Familia: Compositae (compuestas); otros miembros incluyen margarita y caléndula

Género y especie: *Taraxacum offcinale*

También conocido como: Amargón, *dandelion*

Partes usadas: Principalmente la raíz; también las hojas

oficial de la institución: "No existe razón convincente para creer que posee alguna virtud terapéutica."

Parece que la FDA olvidó leer a Ralph Waldo Emerson, quien dijo: "¿Qué es una mala hierba? Una planta cuyas virtudes aún no han sido descubiertas." En lo que concierne al diente de león, jamás se han dicho palabras más ciertas, aunque sus virtudes han sido bien documentadas.

Síndrome premenstrual. Estudios con animales muestran que el diente de león tiene en verdad una acción diurética. No siempre los resultados de los experimentos con animales pueden aplicarse a las personas, pero parece que estos sí se pueden. Los diuréticos pueden ayudar a aliviar la sensación de hinchazón del síndrome premenstrual. Pruebe un poco antes de su período y vea si le es útil.

Bajar de peso. En un estudio, animales a los que se les administró diente de león bajaron de peso hasta en un 30 por ciento. Los diuréticos pueden ayudar a eliminar peso de agua, pero los especialistas no los recomiendan para controlar su peso de manera permanente. En cambio, ellos recomiendan una dieta baja en grasa y alta en fibras, y además, ejercicio aeróbico regular.

Presión arterial alta. Los médicos a menudo recetan diuréticos para tratar la presión arterial alta. El diente de león puede ayudar en esto. Es obvio que la presión arterial alta es un problema serio que requiere tratamiento profesional, por lo tanto use la hierba sólo bajo supervisión médica.

Insuficiencia cardíaca congestiva. Los médicos recetan con regularidad diuréticos para tratar esta afección. El diente de león quizás sea apropiado junto con otros medicamentos y terapias que recete su médico.

Igual que la presión arterial alta, la insuficiencia cardíaca congestiva es un trastorno serio que no puede tratarse sin supervisión médica. Si desea probar diente de león, hable sobre él con su médico y úselo junto con los medicamentos normales.

Prevención del cáncer. Una taza de hojas de diente de león crudas contiene 7,000 unidades internacionales de vitamina A, o sea, una y media las veces de las Asignaciones Dietéticas Recomendadas (*RDA* por sus siglas en inglés) y más de lo que se encuentra en una zanahoria. El diente de león contiene también algo de vitamina C. Las vitaminas A y C son antioxidantes que ayudan a prevenir el daño celular que, según científicos, con el tiempo causan cáncer. Las hojas de diente de león son un sabroso condimento adicional en ensaladas, sopas y guisos (estofados).

Infecciones vaginales. Un estudio muestra que el diente de león inhibe el crecimiento de hongos responsables de las infecciones vaginales (*Candida albicans*).

Auxiliar digestivo. Parece que, después de todo, esa antigua filosofía de la Doctrina de los Signos estaba en lo cierto. Dos estudios alemanes sugieren que el diente de león estimula el flujo de bilis, lo que ayuda a digerir grasas.

En Alemania, donde la curación con hierbas es una corriente mucho más importante que en Estados Unidos, los médicos lo usan rutinariamente para ayudar a estimular el flujo de bilis y prevenir cálculos biliares. El preparado alemán *Chol-Grandelat*, cuyos ingredientes principales son diente de león, cardo de leche (cardo de María) y ruibarbo, se receta para enfermedades de la vesícula biliar. Lamentablemente, este producto no se consigue en los Estados Unidos.

Posibilidades interesantes. El diente de león también puede ayudar a reducir la cantidad de azúcar en la sangre. Como consecuencia, puede ayudar a controlar la diabetes. Ahora bien, la diabetes es una afección seria que requiere tratamiento profesional. Pruebe diente de león sólo bajo supervisión médica.

Algunos estudios sugieren que la raíz de diente de león tiene propiedades antiinflamatorias, con lo cual tendría un posible valor contra la artritis. Y un estudio japonés sugiere que tiene cierta actividad antitumoral, aunque es muy pronto para considerarlo como un tratamiento para el cáncer.

Piénselo dos veces antes de usarlo como diurético para perder peso. El peso que se pierde usando diuréticos casi siempre regresa porque el cuerpo, que es agua en su mayor parte, con el tiempo siente la falta de líquido y se ajusta, disminuyendo así la orina.

Además, el uso prolongado de diuréticos puede ser riesgoso, pues agota las reservas de potasio del cuerpo, haciéndonos perder un nutriente esencial. Las personas que toman diuréticos deben asegurarse de comer alimentos altos en potasio, como plátanos amarillos (guineos, bananas, cambures) y vegetales frescos.

Afortunadamente, el diente de león causa menos pérdida de potasio que otros diuréticos porque la hierba misma es alta en potasio. No obstante, si lo usa por períodos prolongados, de todos modos asegúrese de comer alimentos altos en potasio.

Las embarazadas y las que estén amamantando no deben tomar diuréticos.

Cómo usarlo

Coma hojas frescas en ensaladas o como vegetales. Si lo usa como diurético (para el síndrome premenstrual, presión arterial alta o insuficiencia cardíaca congestiva) o como auxiliar digestivo, tómelo en infusión de hojas, decocción de raíz o tintura. El sabor es agradable con un ligero tinte amargo.

Para preparar una infusión de hojas, use ½ onza (14 gramos) de hojas secas por cada taza de agua hirviendo. Déjelo en infusión durante 10 minutos. Beba hasta tres tazas al día.

Para preparar una decocción de raíz, hierva a fuego lento, durante unos 15 minutos, de dos a tres cucharaditas de polvo de raíz por cada taza de agua. Deje que se enfríe. Beba hasta tres tazas al día.

En tintura, tome de una a dos cucharaditas hasta tres veces al día.

Como una medida preventiva potencial para las infecciones vaginales, añada un par de puñados de hojas y flores secas al agua para bañarse.

No se debe administrar a niños menores de 2 años. Para niños mayores y personas de más de 65 años de edad, se recomienda empezar con preparaciones ligeras y hacerlas más fuertes si es necesario.

La seguridad ante todo

El diente de león puede causar sarpullido en la piel en personas sensibles.

Se considera seguro en la lista de hierbas de la FDA. Para personas sanas, no embarazadas, que no estén amamantando y que no estén tomando otros diuréticos, se considera seguro en las cantidades típicamente recomendadas.

Debe usarse en cantidades medicinales sólo bajo supervisión médica. Si produce molestias menores, como malestar estomacal o diarrea, use menos o deje de usarlo. Informe a su médico sobre cualquier efecto desagradable o si los síntomas contra los que lo use no mejoran en forma significativa en dos semanas.

EFEDRA

El remedio más viejo del mundo

La efedra, un poderoso descongestionante bronquial, se considera generalmente la medicina más vieja del mundo. Es triste que pocas personas que toman medicinas comunes para el resfriado (catarro) que contienen pseudoefedrina, la sustancia química derivada de esta hierba, no sepan que están participando en una tradición curativa con hierbas que data de más de 5,000 años atrás.

Sus poderes curativos

Los constituyentes activos de la efedra (efedrina, pseudoefedrina y norpseudoefedrina) son fuertes estimulantes del sistema nervioso central, aun más fuertes que la cafeína pero menos que la anfetamina. La efedrina misma dilata los conductos bronquiales, actuando como broncodilatador y estimulante del corazón, y eleva

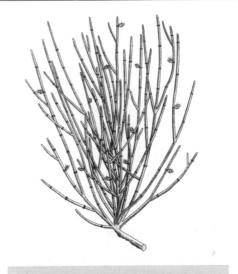

Familia: Ephedraceae (efedraceas); otros miembros incluyen retama (hiniesta) y cola de caballo

Género y especie: *Ephedra sinica, E. vulgaris, E. nevadensis, E Antisyphilitica* y otras especies

También conocida como: Belcho, *ma huang*, efedra china, efedra americana, *ephedra*

Partes usadas: Tallos, ramas

la presión arterial, el ritmo metabólico y la producción de orina y sudor. Además, reduce la secreción tanto de saliva como de ácidos estomacales.

La efedra china contiene una cantidad considerable de efedrina. La especie americana es más rica en norpseudoefedrina.

Algunos vendedores de hierbas confunden —erróneamente— la efedra americana con el *ma huang*, y a la hierba china con la americana. Asegúrese de que la efedra que compre esté identificada por especie. La *E. sinica* (*ma huang*) tiene el mayor potencial broncodilatador y descongestionante; las otras especies suelen ser menos potentes para esto.

Descongestionante. Desde fines de los años 20 hasta los años 40, la efedrina se usó como broncodilatador y descongestionante en productos contra resfriados (catarros), asma y fiebre de heno. Por lo común surtió efecto y fue razonablemente segura, pero también se sabía que tenía efectos secundarios potencialmente riesgosos, como aumento de la presión arterial y palpitaciones cardíacas. Luego se le sustituyó con una sustancia química similar, la pseudoefedrina, a la que los científicos consideran igualmente eficaz pero menos problemática. La pseudoefedrina es el ingrediente activo en muchos de los productos vendidos sin receta que tratan el resfriado (catarro) y las alergias, más notablemente *Sudafed*.

Bajar de peso. Como estimulante del sistema nervioso central, la efedrina de la *ma huang* aumenta la intensidad del metabolismo basal, lo que significa que estimula al cuerpo para que queme las calorías más rápidamente. De acuerdo con un estudio publicado en el *American Journal of Clinical Nutrition* (La Revista de Nutrición Clínica de los Estados Unidos), se administró efedrina a animales de laboratorio y se observó que la intensidad de su metabolismo basal aumentó, con lo que se presentó una significativa pérdida de peso.

La cafeína (en el café, té, cacao, chocolate, mate y bebidas de cola) aumenta el efecto de la efedra para causar la pérdida de peso. Sin embargo, tanto la cafeína como la efedrina son estimulantes fuertes y si usted las toma al mismo tiempo, producen insomnio, nerviosismo e irritabilidad.

Los expertos en perder peso dicen que la clave para poder mantenerse en un peso sano para siempre es una dieta baja en grasas y alta en fibras, así como ejercicio aeróbico regular.

Dejar de fumar. Un estudio muestra que la efedrina ayuda a los fumadores a dejar el cigarro al reducir su ansia por fumar. Si desea dejar este vicio, pruebe la efedra, quizás le sirva.

Salud femenina. La efedrina causa contracciones uterinas en animales de laboratorio. Las mujeres embarazadas no deben usarla, pero las demás la pueden probar para estimular su menstruación.

Usos tradicionales sin futuro. En el viejo oeste estadounidense, la efedra americana también se hizo famosa como remedio para la sífilis y la gonorrea. Se servía en muchos burdeles, y de ahí surgieron dos nombres más: "té de burdel", y el nombre latín para una de las especies, *E. antisyphilitica.*

A pesar de estos nombres, la verdad es que la efedra no surte efecto ni contra la sífilis ni contra la gonorrea. La persona que sufra úlceras o secreciones genitales debe consultar al médico.

Cómo usarla

Use una decocción o tintura para obtener los potentes beneficios curativos de la efedra como descongestionante, para bajar de peso, dejar de fumar o inducir la menstruación. Encontrará agradable su sabor a pino.

Para preparar una decocción, mezcle una cucharadita de *ma huang* seca por cada taza de agua, y luego déjela hervir a fuego lento de 10 a 15 minutos. Beba hasta dos tazas al día.

En tintura, tome de ¼ a 1 cucharadita hasta tres veces al día.

Cuando use preparados comerciales, siga las instrucciones en el paquete.

No se debe dar efedra a niños menores de 2 años. Para niños mayores y personas de más de 65 años de edad, se recomienda empezar con preparaciones ligeras y hacerlas más fuertes si es necesario.

La seguridad ante todo

La principal corriente de investigadores médicos insiste en que la pseudoefedrina, la sustancia química análoga que se usa en los preparados comerciales para el resfriado, es más segura que la efedrina. Los herbolarios científicos concuerdan pero insisten en que la efedra natural es más segura que ambas, sea efedrina o pseudoefedrina. En *Herbal Medicine for Everyone* (Medicina a base de hierba para todos), el herbolario británico Michael McIntyre escribe que la efedrina pura "eleva la presión arterial de manera extraordinaria . . . pero la planta completa (de efedra) de hecho la reduce". El herbolario médico alemán Dr. Rudolph Fritz Weiss sostiene que la planta en su estado natural "tiene ciertas ventajas (sobre la pseudoefedrina). Sobre todo, se le tolera mejor y causa menos síntomas cardíacos, como las palpitaciones".

El asunto de la efedra y la pseudoefedrina aún no se ha resuelto. Cualquier persona que tenga la presión arterial alta debe consultar a su médico antes de usar esta hierba. Además, debe comprar un aparato para tomar la presión arterial, a fin de que pueda autocontrolar su presión en casa. Si usted ya tiene uno de estos aparatos, puede verificar los efectos de la efedra. Si baja su presión arterial, es posible que su médico le dé el visto bueno; si la sube, no la use. Las personas con cardiopatías, diabetes, glaucoma o una glándula tiroides hiperactiva (hipertiroidismo) deben tener cautela y no usar la efedra.

La efedra suele causar insomnio. Las personas con problemas para dormir no deben tomarla por la noche.

Por último, esta hierba provoca resequedad en la boca. Tome más de las bebidas no alcohólicas cuando la use.

La efedra está incluida en la lista de hierbas de la Dirección de Alimentación y Fármacos de los EE.UU. (*FDA* por sus siglas en inglés) que son de "seguridad indefinida". Para personas sanas, no embarazadas, que no estén amamantando, no tengan presión arterial alta, enfermedades cardíacas, diabetes, glaucoma o hipertiroidismo, y que no estén tomando otros medicamentos que eleven la presión arterial o causen ansiedad o insomnio, se considera relativamente segura si se usa con precaución por cortos períodos de tiempo.

La efedra debe usarse en cantidades medicinales sólo bajo super-visión médica. Si produce insomnio, nerviosismo o malestar estomacal, use menos o deje de usarla. Informe a su médico sobre cualquier efecto desagradable o si los síntomas contra los que la use no mejoran en forma significativa en dos semanas.

Los atletas de competencia deben ser muy cuidadosos en cuanto al uso de la efedra. Por ejemplo, en el Comité Olímpico de Estados Unidos, la efedra está en la lista de sustancias prohibidas.

EQUINACIA

Amigo inmunológico

La equinacia (equiseto) es una hierba curativa que confirma la validez del dicho, "Nadie es profeta en su tierra". Aunque pocas plantas ofrecen su potencial para curar infecciones y estimular nuestro sistema inmune, ninguna hierba curativa ha sido tan ignorada por las autoridades médicas convencionales de los Estados Unidos. La equinacia fue en alguna época bastante popular en esta nación, pero desde los años 30, los europeos han disfrutado casi exclusivamente sus variados beneficios. Por suerte esta situación está cambiando a medida que la hierba recupera su antigua —y bien merecida— prominencia en este lado del Atlántico.

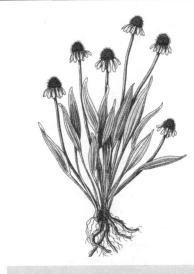

Familia: Compositae (compuestas); otros miembros incluyen margarita, diente de león y caléndula

Género y especie: *Echinacea angustifolia*, *E. purpurea*

También conocida como: Echinacea, equinácea, equiseto, *echinacea*

Partes usadas: Raíces

Sus poderes curativos

Infección. La equinacia destruye un epectro amplio de virus, bacterias, hongos y protozoarios causantes de enfermedades, lo que tiende a respaldar sus usos tradicionales en la curación de heridas y tratamiento de muchas enfermedades infecciosas. Investigadores alemanes informan haber tenido éxito al usar equinacia para tratar resfriados (catarros), gripe, amigdalitis, bronquitis, tuberculosis, meningitis, heridas, abscesos, psoriasis, tos ferina e infecciones en oídos.

La hierba ataca la infección de diferentes maneras. Contiene un antibiótico natural (equinacosida) que puede compararse con la penicilina, pues su espectro de actividad es muy amplio.

La equinacia fortalece a los tejidos contra el asalto de microorganismos invasores. Los tejidos contienen una sustancia química (ácido hialurónico) que actúa en parte como protector contra el ataque de gérmenes. Muchos gérmenes producen una enzima (hialuronidasa) que disuelve este protector químico, lo que les permite penetrar los tejidos y causar la infección. Pero la equinacia contiene una sustancia (equinaceína) que contrarresta a la enzima del germen que disuelve el tejido, manteniéndolo fuera del tejido orgánico.

Sistema inmunológico. Además, la equinacia puede prevenir infecciones al estimular el sistema inmunológico. Cuando los microorganismos que causan enfermedades nos atacan, nuestras células segregan sustancias químicas que atraen a los glóbulos blancos que combaten las infecciones (macrófagos) al área. Los macrófagos (literalmente, "comedores grandes") se comen y digieren a los invasores. Un estudio publicado en *Infection and Immunology* (Infección e inmunología) mostró que una sustancia derivada de la equinacia aumenta la capacidad de los macrófagos para destruir los gérmenes.

Otro estudio de la Universidad de Munich mostró que los extractos de equinacia aumentan la producción de glóbulos T (linfocitos T), que combaten las infecciones hasta un 30 por ciento más que otros medicamentos para estimular la inmunidad.

Resfriados (catarros) y gripe. Además, la equinacia puede actuar como el interferón, la sustancia química del cuerpo que combate a los virus. Antes de que una célula infectada por el virus muera, ésta libera pequeñas cantidades de interferón, el cual aumenta la capacidad de las células a su alrededor para que resistan la infección. Posiblemente, la equinacia en esencia puede estar haciendo lo mismo. Ciertos investigadores bañaron células con extracto de equinacia, después las expusieron a dos potentes virus, influenza y herpes. Comparando con células sin tratar, sólo una pequeña proporción se infectó. Estos hallazgos han conducido al herbolario conservador Varro Tyler, Ph.D., a escribir que la equinacia "puede producir . . . clara mejoría en afecciones como el resfriado común". Asimismo puede ayudar a atacar otras enfermedades infecciosas, como la gripe, infección del tracto urinario y bronquitis.

Infecciones vaginales. Pruebas con equinacia en seres humanos han producido resultados sumamente positivos. En un estudio alemán reciente, se trató a 203 mujeres con infecciones vaginales recurrentes, ya sea con una crema antihongos o con la crema y un preparado oral de equinacia. Después de seis meses, el 60 por ciento de las mujeres quienes fueron tratadas sólo con la crema antihongos experimentaron reaparición. En cambio, entre aquéllas quienes también fueron tratadas con equinacia, sólo el 16 por ciento tuvo reapariciones de las infecciones, una diferencia muy significativa.

Terapia con radiación. Es común que a los pacientes con cáncer que se les aplican radiaciones se les reduzca su número de leucocitos, aumentando su riesgo de infección. La equinacia puede ayudar a conservar los leucocitos y así proteger de infecciones a los pacientes que fueron expuestos a radiaciones.

Si usted se encuentra en radioterapia, use equinacia sólo bajo supervisión médica.

Curación de heridas. La ciencia ha confirmado el uso tradicional de la equinacia en el tratamiento de heridas. La misma sustancia química (equinaceína) que impide que el germen penetre el tejido también provoca que la piel desgarrada se una con mayor rapidez al estimular a las células a que formen un tejido nuevo (fibroblastos) para que trabajen de modo más eficiente.

Los preparados con equinacia son aplicables a cortadas, quemaduras, psoriasis, eczema, herpes genital y herpes labial.

Artritis. La misma sustancia química (ácido hialurónico) que protege el tejido contra gérmenes, también lubrica las articulaciones. La inflamación de las articulaciones descompone esta sustancia, pero resulta que la acción protectora del ácido hialurónico de la equinacia quizá contenga un efecto antiinflamatorio, dándole crédito a su uso tradicional contra la artritis.

Investigadores alemanes han tratado con éxito la artritis reumatoide con preparados de equinacia. Si sufre artritis u otro estado inflamatorio, úsela sólo bajo supervisión médica.

Posibilidad interesante. La equinacia muestra actividad anticancerígena prometedora contra la leucemia y algunos tumores en animales. Es demasiado pronto para considerarla un tratamiento para el cáncer, aunque quizás algún día llegue a serlo.

Cómo usarla

Use una tintura o decocción para aprovechar el potencial de la equinacia contra infecciones, o como un posible tratamiento para la artritis. Para preparar una decocción, ponga a hervir dos cucharaditas de raíz por cada taza de agua, luego hierva a fuego lento durante 15 minutos. Beba hasta tres tazas al día. El sabor es dulce al principio pero después amargo.

En tintura tome 1 cucharadita hasta tres veces al día.

Si usa un preparado comercial, siga las instrucciones en el paquete.

No se debe dar equinacia a niños menores de 2 años. Para niños mayores y personas de más de 65 años de edad, se recomienda empezar con preparaciones ligeras y hacerlas más fuertes si es necesario.

La seguridad ante todo

Muchas veces, la equinacia provoca una sensación de hormigueo en la lengua. Es normal y no dañino. La literatura médica no contiene informes de toxicidad por equinacia.

Sin embargo, ha habido algunos informes de que la raíz de equinacia fue adulterada con otras hierbas. Cualquier adulteración reduce su eficacia y, dependiendo de la hierba con la que se confundió, puede causar reacciones adversas.

Por fortuna, muchas compañías herbarias estadounidenses venden la equinacia preempaquetada bajo los reglamentos de pureza de la Dirección de Alimentación y Fármacos de los EE.UU. (*FDA* por sus siglas en inglés). Estos productos de equinacia se pueden usar con toda confianza.

La equinacia está incluida en la lista de hierbas de la FDA calificadas como "de seguridad indefinida", pero las evidencias disponibles sugieren que es segura. Para personas sanas, no embarazadas, que no estén amamantando, la equinacia se considera segura si se ingiere en las cantidades típicamente recomendadas.

Debe usarse en cantidades medicinales sólo bajo supervisión médica. Si produce molestias menores, como malestar estomacal o diarrea, use menos o deje de usarla. Informe a su médico sobre cualquier efecto desagradable o si los síntomas contra los que la use no mejoran en forma significativa en dos semanas.

ESCUTOLARIA

Calma los nervios

Para ser una hierba usada por años como sedante, la escutolaria ha provocado inquietud en bastantes personas. Un herbolario confiable dice que esta hierba de flores azules nativa de los Estados Unidos "es probablemente el más importante tranquilizante del mundo" en la medicina. Pero los escépticos la minimizan como "casi inútil y, en esencia, inactiva".

La verdad es que el uso tradicional de la escutolaria puede tener cierto mérito.

Sus poderes curativos

Los científicos estadounidenses casi unánimemente condenan el uso de la escutolaria. Su oposición se debe a aquellas declaraciones falsas de que curaba la rabia. La

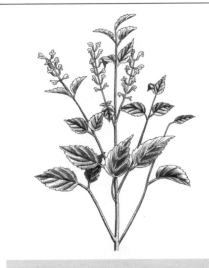

Familia: Labiatae (labiadas); otros miembros incluyen las mentas

Género y especie: *Scutellaria lateriflora*

También conocida como: Escotolaria, scullcap, *skullcap*

Partes usadas: Hojas

evaluación oficial de esta hierba por la Dirección de Alimentación y Fármacos de los EE.UU. (*FDA* por sus siglas en inglés) es parecida a la edición de 1943 de *The Dispensatory of the United States* (El formulario estadounidense), que declara: "La escutolaria es tan carente de propiedades medicinales como puede serlo una planta. Cuando se ingiere no produce ningún efecto y probablemente no tiene ningún valor medicinal."

Tranquilizante y sedante. Claro, 1943 fue hace mucho. Desde entonces, algunos investigadores europeos y rusos han apoyado el uso de la escutolaria como tranquilizante. Los expertos médicos europeos aceptan hoy en día su uso como un fuerte tranquilizante y sedante, y se usa en muchos preparados comerciales para dormir que se venden por toda Europa.

Posibilidades interesantes. Dos estudios japoneses con animales muestran que la escutolaria aumenta el nivel del colesterol "bueno" (lipoproteínas de alta densidad). Cuando estas aumentan, se reduce el riesgo de ataques cardíacos. Estos hallazgos sugieren que la hierba puede ayudar a prevenir los males cardíacos y algunos tipos de derrames cerebrales.

Los médicos chinos afirman que han tratado la hepatitis con éxito usando esta hierba. Es prematuro alabar a la escutolaria como remedio para esta seria enfermedad del hígado, pero sí merece más investigación.

Cómo usarla

Para preparar una infusión tranquilizante, use de una a dos cucharaditas de hierba seca por cada taza de agua hirviendo. Déjela en infusión de 10 a 15 minutos. Tome hasta tres tazas al día. La escutolaria es amarga. Agregue miel, azúcar y limón o mézclela con el té de una hierba aromática para mejorar su sabor.

La escutolaria no se debe dar a niños menores de dos años. Para niños mayores o personas de más de 65 años de edad, comience con preparaciones ligeras y hágalas más fuertes si es necesario.

La seguridad ante todo

No existen informes que indiquen que la infusión de escutolaria sea tóxica, pero grandes cantidades de la tintura pueden provocar confusión, mareos, temblor y, posiblemente, convulsiones.

La Dirección de Alimentación y Fármacos de los EE.UU. (*FDA* por sus siglas en inglés) incluye a la escutolaria en la lista de hierbas de seguridad "indefinida". Para personas sanas, que no estén embarazadas ni amamantando, se considera relativamente segura en las cantidades típicas recomendadas.

La escutolaria debe usarse en cantidades medicinales sólo bajo supervisión médica. Si produce molestias menores, como malestar estomacal o diarrea, use menos o deje de usarla. Informe a su médico sobre cualquier efecto desagradable o si los síntomas por los que la use no mejoran en forma significativa en dos semanas.

Espino

Hierba que nos llega al corazón

De niños, casi todos los estadounidenses aprenden en la escuela primaria que el primer barco que llevó los primeros peregrinos ingleses al país se llamó *Mayflower*. Sin embargo, casi ninguno de ellos sabe que el nombre del barco se refiere al espino. *Mayflower* es un sinónimo de *hawthorn*, la palabra inglesa común para esta planta.

Por siglos el espino ha sido reconocido como un tónico para el corazón. De hecho, hoy en día, esta hierba se usa en muchas partes de Europa para tratar la cardiopatía. Lo irónico es que en los EE.UU., donde la causa principal de muerte son las enfermedades cardíacas, el espino ha sido prácticamente ignorado. Y valor medicinal sí tiene, pues hasta Varro Tyler, Ph.D., quien es bastante conservador en sus evaluaciones de los potenciales medicinales

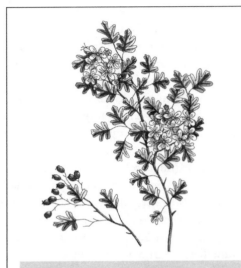

Familia: Rosaceae (rosáceas); otros miembros incluyen rosa, melocotón (durazno), almendra, manzana y fresa (frutilla)

Género y especie: *Crataegus oxyacantha*

También conocido como: Espinera, marzoleto, marjoleto, y *hawthorn*

Partes usadas: Flores, hojas, frutas

de las hierbas, dice que el espino es "valioso . . . un tónico cardíaco relativamente inocuo que . . . da buenos resultados".

Sus poderes curativos

Parece que la ciencia apoya lo que los herbolarios saben desde hace mucho: el espino es un estimulante del corazón.

Cardiopatías. El espino puede ayudar al corazón en varias formas: puede dilatar las arterias coronarias, mejorando así el suministro de sangre al corazón. También puede aumentar la fuerza de bombeo del corazón y puede eliminar algunos tipos de problemas con el ritmo cardíaco (arritmias). Y ciertas evidencias hasta sugieren que puede ayudar a limitar la cantidad de colesterol que se deposita en las paredes de las arterias.

En una prueba clínica, a 120 personas con insuficiencia cardíaca congestiva se les administró tintura de espino o bien un placebo de apariencia similar. El grupo con espino experimentó una mejoría significativa en las funciones cardíacas y mucho menos falta de aire.

En Alemania, donde la curación herbaria es una corriente mucho más importante que en Estados Unidos, se encuentran en el mercado tres docenas de medicinas para el corazón a base de espino. De acuerdo con el médico herbolario alemán Dr. Rudolph Fritz Weiss, la hierba "ha llegado a ser uno de (nuestros) remedios para el corazón de uso más extendido". Los médicos alemanes lo recetan para normalizar el ritmo cardíaco, reducir la probabilidad y severidad de los ataques de angina y prevenir complicaciones cardíacas en pacientes de edad avanzada con influenza y neumonía.

Sin embargo, el Dr. Weiss advierte que el espino no es un remedio inmediato: "Uno no puede esperar mejoría inmediata en la función cardíaca. (El espino) ejerce un efecto continuo pero a largo plazo . . . El espino no es para prevenir ataques cortos de angina —la nitroglicerina sigue siendo el fármaco por excelencia para eso . . . (Es) seguro para uso a largo plazo. Con la dosis normal, no se han notado efectos tóxicos".

Aunque el espino se considera seguro y puede ser eficaz en el tratamiento de la angina de pecho, la insuficiencia cardíaca congestiva y las arritmias cardíacas, estas enfermedades son serias y potencialmente mortales, por lo tanto requieren atención medica profesional. Consulte a su médico si desea usar espino como parte de su plan general de tratamiento.

Cómo usarlo

Los médicos alemanes recetan una cucharadita de tintura de espino al despertar y antes de irse a la cama por hasta varias semanas. Para diluir su sabor amargo, mézclelo con azúcar, miel o limón o mézclelo en una bebida a base de hierbas.

Para preparar una infusión, los herbolarios recomiendan usar dos cucharaditas de hojas o frutas trituradas por cada taza de agua hirviendo. Déjelo en infusión durante 20 minutos. Beba hasta 2 tazas al día.

DE HEROÍNA A VILLANA

El espino fue muy conocido en el mundo antiguo, pero no como medicina. Los griegos y romanos lo relacionaban con esperanza, matrimonio y fertilidad. En Grecia las damas de honor de las novias solían llevar fragantes ramos de espino, y las novias una rama. Los romanos colocaban hojas de espino en las cunas de los bebés para alejar a los malos espíritus. Pero cuando surgió el cristianismo, la imagen de esta hierba cambió totalmente.

La corona de espinas de Jesucristo supuestamente fue hecha de espino, por lo tanto, la planta se transformó en símbolo de mala suerte y muerte. La asociación de la muerte con el espino se reforzó con el desagradable aroma de las flores de algunas especies europeas. Estos árboles se politizan por insectos que comen carroña y, para atraerlos, las flores emiten el olor a carne podrida. Un olor similar se asociaba con la peste bubónica. (Esto sucedió porque esa enfermedad mató a tantos con tanta rapidez, que no era posible enterrar a los muertos con la debida prontitud.) Por lo tanto, el espino también se relacionó con la peste.

No obstante, con el tiempo, la hierba perdió su mala fama y a partir del sigo XVII, se empezó a usar con propósitos medicinales.

La seguridad ante todo

Grandes cantidades de espino pueden causar sedación y/o una disminución significativa de la presión arterial, lo cual puede causar desmayo.

El espino está incluido en la lista de hierbas de "seguridad indefinida" de la Dirección de Alimentación y Fármacos de los EE.UU. (*FDA* por sus siglas en inglés). Este estimulante cardíaco deben usarlo únicamente las personas con diagnóstico de angina de pecho, arritmias cardíacas o insuficiencia cardíaca congestiva, y sólo bajo supervisión médica. Los niños y mujeres embarazadas y amamantando no deben usarlo.

ESPINO CERVAL

Alivia el estreñimiento

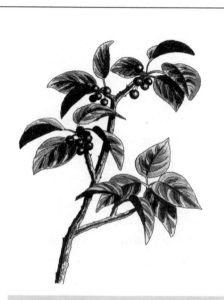

Familia: Rhamnaceae (ramnáceas); otros miembros incluyen cáscara sagrada, arraclán

Género y especie: *Rhamous cathartica, R. frangula*

También conocida como: Aladierna, cambrón, frángula, palo bañón, *buckthorn*

Partes usadas: Moras (bayas); corteza

El nombre específico de esta hierba, *cathartica*, no es broma: el espino cerval es un fuerte laxante. De hecho, es tan fuerte que las autoridades aconsejan usarlo sólo como último recurso cuando otros laxantes más ligeros no surten efecto.

El espino cerval se popularizó en Europa en la curación herbaria alrededor del siglo XIII, cuando había pocas medicinas eficaces disponibles y se pensaba que la clave para curar enfermedades yacía en purgar al cuerpo de "humores pestilentes". Por eso no es de sorprender que se recetaran laxantes fuertes en forma pródiga. El espino cerval fue de los favoritos, ya que producía resultados inmediatos, confiables y definitivos. Es claro que no curaba ninguna enfermedad, pero sí enviaba a la gente corriendo al inodoro y además la dejaba con retortijones intestinales.

Sus poderes curativos

Purgante. No se puede negar que el espino cerval es un laxante poderoso. Es uno de los ingredientes del laxante comercial *Movicol*.

Contiene sustancias químicas llamadas antraquinonas que son purgantes potentes; para la mayoría de la gente ellas son demasiado potentes. El espino cerval debe ser considerado sólo como último recurso en el tratamiento del estreñimiento. Primero usted debe seguir una dieta alta en fibras, beber más líquidos y hacer más ejercicio. Si eso no le proporciona alivio, pruebe un laxante de los que dan volumen a la materia fecal, como el *psylium*, por ejemplo (véase la página 146). Si tampoco ayuda, pruebe una antraquinona más ligera, la cáscara sagrada (véase la página 57). Y si no tiene éxito, entonces pruebe el espino cerval —bajo supervisión médica.

Posibilidad interesante. Según una investigación publicada en el *Journal of the National Cancer Institute* (Revista del Instituto Nacional del Cáncer), el espino cerval tiene un efecto antitumoral. Sin embargo hay que realizar más estudios antes de que se pueda usar contra el cáncer.

Cómo usarlo

En Alemania los médicos recetan una infusión que contiene ½ cucharadita de cada una de las hierbas siguientes: raíz seca de espino cerval, semillas de hinojo y flores de manzanilla (la que calma el estómago). La infusión se deja reposar durante diez minutos en una taza de agua hirviendo. Tómela antes de irse a la cama. Al principio encontrará el sabor dulce, después amargo.

Si prefiere una decocción, hierva una cucharadita de espino cerval seco en tres tazas de agua y déjela en infusión por 30 minutos. Bébala fría en una dosis de una cucharada antes de irse a la cama. En tintura tome ½ cucharadita antes de irse a la cama.

La seguridad ante todo

Por la fuerte acción laxante del espino cerval, no deben usarlo quienes padecen problemas gastrointestinales crónicos, como úlceras, colitis o hemorroides. Las embarazadas no deben tomarlo.

No lo use por más de dos semanas en cada ocasión. Si lo emplea por tiempo prolongado, esto causa el síndrome de los intestinos perezosos: la incapacidad de evacuar sin la ayuda de estimulantes químicos. Si sigue estreñido, consulte a su médico.

Si usa espino cerval, asegúrese de que se ha secado perfectamente. Si no, puede causar vómitos, dolores abdominales muy fuertes y diarrea violenta. La mayoría de los herbolarios recomiendan secar las moras (bayas) o corteza por lo menos durante un año —algunos aconsejan hasta dos—

CONTROVERTIDA CURA DEL CÁNCER

El espino cerval era uno de los ingredientes de la fórmula anticáncer de Harry Hoxsey, la cual era popular en los EE.UU. en los años 50. Hoxsey era un exminero de carbón sin ninguna preparación médica que empezó a recetar esta fórmula en la década de los 30. Ya para 1950, su clínica en Dallas era el centro contra cáncer de propiedad privada más grande del mundo, con sucursales en 17 estados.

La Dirección de Alimentación y Fármacos de los EE.UU. (*FDA* por sus siglas en inglés) clausuró las clínicas de Hoxsey, alegando violación a los reglamentos federales sobre la clasificación de drogas. Sus ingredientes herbarios no estaban aprobados como tratamiento contra el cáncer. Irónicamente, Hoxsey se murió de cáncer en la próstata. Aunque él tomó su tratamiento, no le sirvió para nada.

Su fórmula aún está disponible en el Centro Biomédico de Tijuana, México. Curiosamente, estudios recientes demuestran que nueve de sus diez ingredientes herbarios combaten los tumores: agracejo, espino cerval, bardana, cáscara sagrada, trébol rojo, regaliz (orozuz), grana, fresno espinoso y sanguinaria.

antes de poderla usar. El espino cerval puede secarse también de manera artificial en horno a 250°F (120°C) durante varias horas. Si produce náuseas y molestia abdominal, acuda de inmediato al médico.

Personas generalmente sanas, no embarazadas, que no estén amamantando, que no presenten problemas gastrointestinales crónicos y que no tomen otros laxantes, pueden usarlo con mucha cautela por períodos cortos en las cantidades típicamente recomendadas.

El espino cerval debe usarse en cantidades medicinales sólo bajo supervisión médica. Si causa diarrea violenta o retortijones intestinales use menos o deje de usarlo. Informe a su médico sobre cualquier efecto desagradable o si el estreñimiento no mejora en forma significativa después de algunos días.

EUCALIPTO

Guerrero contra la gripe

Si ha usado alguna vez el enjuague bucal *Listerine* o descongestionantes como *Vicks VapoRub*, *Dristan* o *Sine-off*, sin duda reconoce el refrescante aroma único del eucalipto. Y si alguna vez ha visto un osito koala, también ha visto el eucalipto, porque sus largas hojas en forma de guadaña son la única fuente de alimento de este hermoso marsupial.

Este símbolo de Australia es también su contribución a la curación herbaria. Y además, es un remedio contra la gripe y el resfriado (catarro) que ha sido aprobado por la Dirección de Alimentación y Fármacos de los EE.UU. (*FDA* por sus siglas en inglés).

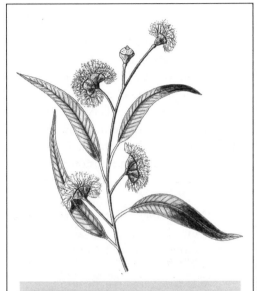

Familia: Myrtaceae (mirticeas); otros miembros incluyen mirto

Género y especie: *Eucalyptus ebbulus*

También conocido como: *Eucalyptus*

Partes usadas: Aceite de la hoja

Sus poderes curativos

El aceite de la hoja de eucalipto contiene una sustancia química (eucaliptol) que confiere a la hierba su agradable aroma y valor curativo.

Resfriados (catarros) y gripe. El eucalipto afloja la flema en el pecho, facilitando así su expulsión. Por eso, muchas pastillas contra la tos llevan eucalipto.

Estudios rusos con animales muestran que el eucalipto mató el virus de la influenza, que es la forma más seria de gripe. También mata ciertas bacterias, lo que significa que puede ayudar a prevenir la bronquitis bacterial, una complicación común de resfriados y gripes.

Tratamientos de heridas. La acción antibacteriana del eucaliptol lo hace un tratamiento eficaz para cortadas y rasguños menores.

Cómo usarlo

Para hacer una inhalación, hierva un manojo de hojas o unas gotas de esencia de aceite en agua. Frote una gota o dos de aceite de eucalipto en cortadas y rasguños menores después de lavarlos muy bien con agua y jabón.

Para un baño con la hierba, ate un manojo de hojas dentro de una bolsa de tela y colóquela bajo el chorro del agua para bañarse.

Para una picante infusión refrescante contra resfriados y gripe, use de una a dos cucharaditas de hojas secas trituradas por cada taza de agua hirviendo. Déjelas en infusión durante 10 minutos. Beba hasta dos tazas al día. Si utiliza la esencia del aceite para hacer una infusión, no use más de dos gotas.

No les dé eucalipto a niños menores de 2 años. Para niños mayores y personas de más de 65 años de edad, se recomienda empezar con preparaciones ligeras y hacerlas más fuertes si es necesario.

La seguridad ante todo

Por vía externa, el aceite de eucalipto no se considera irritante, pero a personas sensibles les puede provocar sarpullido. Por vía interna, el aceite de eucalipto es muy venenoso. Se han reportado casos fatales por ingestión de cantidades tan pequeñas como una cucharadita.

La FDA ha aprobado el uso del aceite de eucalipto en alimentos y medicinas. Cualquiera puede usar preparados con eucalipto en forma externa, aunque los bebés y niños pueden rebelarse por el aroma picante. Si se le presenta un sarpullido, deje de usarlo. Para personas sanas, no embarazadas, que no estén amamantando, se considera relativamente seguro si se usa vía interna —con precaución— en las cantidades mínimas típicamente recomendadas.

El eucalipto debe usarse en cantidades medicinales sólo bajo supervisión médica. Si produce molestias menores, como malestar estomacal o diarrea, use menos o deje de usarlo. Informe a su médico sobre cualquier efecto desagradable o si los síntomas contra los que lo use no mejoran en forma significativa en dos semanas.

GINKGO

Enemigo del envejecimiento

El *ginkgo* es el árbol más viejo que existe en la Tierra. Como hierba curativa, puede ayudar a prolongar las vidas de la gente mayor porque puede prevenir y ayudar a tratar muchas enfermedades relacionadas con el envejecimiento: derrames cerebrales, cardiopatías, impotencia, sordera, ceguera y pérdida de la memoria.

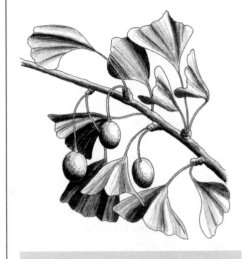

Sus poderes curativos

El entusiasmo médico por el *ginkgo* proviene principalmente de su capacidad para interferir en la acción de una sustancia que produce el cuerpo que se llama factor de activación de plaquetas (*PAF* por sus siglas en inglés). Este activador fue descubierto en 1972 y tiene que ver en una

Familia: Ginkgoaceae; no hay otros miembros

Género y especie: *Ginkgo biloba*

También conocido como: Biznaga, gingco

Partes usadas: Hojas

gran cantidad de procesos biológicos: ataques de asma, rechazo de órganos de trasplante, flujo sanguíneo arterial y coágulos sanguíneos internos que están involucrados con los ataques cardíacos y algunos derrames cerebrales. Al inhibir el PAF, el *ginkgo* ha mostrado tener un enorme potencial curativo, en particular con las afecciones asociadas con el envejecimiento.

Derrame cerebral. Al envejecer las personas, la sangre que fluye al cerebro suele disminuir. Esto significa menos nutrientes y oxígeno para las células cerebrales. Si se obstaculiza el flujo sanguíneo, el resultado es un derrame cerebral, que es la tercera causa de muerte en Estados Unidos.

Decenas de estudios muestran que el *ginkgo* aumenta de manera extraordinaria el flujo sanguíneo al cerebro y puede incluso acelerar la recuperación de un derrame cerebral.

Memoria y tiempo de reacción. Al mejorar el flujo de sangre al cerebro, también se mejoran la memoria y funcionamiento mental. En un pequeño estudio con ocho mujeres, la memoria a corto plazo y tiempo de reacción mejoraron "en forma muy significativa" después de que tomaron *ginkgo*.

Ataque al corazón. El *ginkgo* también mejora el flujo sanguíneo a los músculos del corazón, y puede ayudar a prevenir infartos cardíacos al reducir el riesgo de la formación de los coágulos sanguíneos internos que los provocan.

Claudicación intermitente. Cuando los depósitos de colesterol estrechan las arterias de las piernas, esto causa la claudicación intermitente, es decir, mucho dolor, calambres y debilidad, en particular en las pantorrillas. El *ginkgo* tal vez pueda mejorar el flujo de sangre a las piernas. Un estudio de un año con 36 enfermos de claudicación intermitente mostró que el *ginkgo* produjo "mayor alivio del dolor que el tratamiento convencional".

Impotencia. Un estudio publicado en la *Journal of Urology* (Revista de Urología) mostró que el *ginkgo* ayuda a aliviar la impotencia causada por el estrechamiento de las arterias que suministran sangre al pene. A 60 hombres con problemas de erección causados por insuficiente flujo sanguíneo al pene, se les administraron 60 mg de *ginkgo* al día. Al finalizar el estudio de un año, la mitad de los hombres había recuperado la erección.

Degeneración macular. Esta enfermedad se trata del deterioro de la retina, el área del ojo rica en nervios y necesaria para la vista. La degeneración macular es la causa principal de ceguera en adultos. En un pequeño estudio francés, el *ginkgo* produjo una "mejoría significativa" en la visión de personas que sufrían este mal.

Sordera coclear. Los investigadores piensan que esta forma de pérdida del oído resulta de una reducción en el flujo sanguíneo a los nervios del oído. En un estudio francés en que los investigadores compararon el *ginkgo* con la terapia convencional, ocurrió una "recuperación significativa en ambos grupos, pero sin lugar a dudas mayor en el grupo que tomó *ginkgo*".

Zumbido crónico en los oídos (tinnitus). En un estudio realizado durante 13 meses en París con 103 pacientes de tinnitus crónica, se mostró que el *ginkgo* es "definitivamente eficaz", pues "mejoró a todos los pacientes" que lo tomaron.

Vértigo crónico. En un estudio, a 70 personas con vértigo crónico se les trató por tres meses con extracto de *ginkgo* y con un placebo de aspecto similar. Al finalizar la prueba, el 18 por ciento de quienes tomaron el placebo ya no se sintieron mareados, comparados con el 47 por ciento que se alivió de los mareos después de tomar *ginkgo*, lo cual es una diferencia sumamente significativa.

Asma. El PAF causa el tipo de constricción bronquial típica del asma. El *ginkgo* interfiere dicho activador y ayuda a prevenir la constricción bronquial, lo que le da crédito al uso tradicional que le dieron los chinos para tratar asma y otras enfermedades respiratorias.

Cómo usarlo

Por lo general, el *ginkgo* no está disponible a granel; sin embargo, muchas compañías que venden hierbas ofrecen preparados comerciales. Siga las instrucciones del paquete.

Incluso si usted tiene su propio árbol de *ginkgo*, no puede preparar un té así de fácil y esperar aprovechar sus beneficios curativos. Se requieren muchas hojas de *ginkgo* para elaborar las medicinas. Este es uno de esos casos en que los preparados comerciales son preferibles.

La seguridad ante todo

La acción inhibidora del *ginkgo* sobre el PAF puede causar problemas para los que sufren de trastornos de coagulación.

Algunas personas que toman cantidades excesivas de la hierba han informado que experimentaron irritabilidad, intranquilidad, diarrea, náusea y vómitos. Las cantidades recomendadas no se consideran tóxicas.

Para personas generalmente sanas, no embarazadas, que no estén amamantando y que no tengan problemas de coagulación, esta hierba se considera segura si se consume en las cantidades típicamente recomendadas.

No se debe dar *ginkgo* a niños menores de 2 años, y, excepto para prevención de asma, no hay razón para darlo a niños mayores.

El *ginkgo* debe usarse en cantidades medicinales sólo bajo supervisión médica. Si produce molestias menores, como malestar estomacal o diarrea, use menos o deje de usarlo. Informe a su médico sobre cualquier efecto desagradable o si los síntomas contra los que lo use no mejoran en forma significativa en dos semanas.

GINSENG

El tónico para casi todo

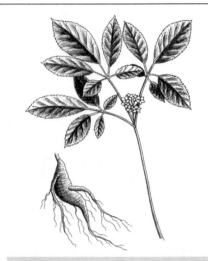

Familia: Araliaceae (araliaceas); otros miembros incluyen la hiedra.

Género y especie: *Panex ginseng* (chino, coreano, japonés); *Panex quinquefolius* (americano); *Eleutherococcus senticosus* (siberiano)

También conocido como: Ginsén, raíz hombre, raíz de la vida, raíz de la inmortalidad

Partes usadas: Raíces

El *ginseng* es una hierba tanto fascinante como polémica. La raíz de una modesta planta terrestre similar a la hiedra, ha sido tema de más de 1,200 libros y documentos científicos. Sin embargo, sus efectos aún se debaten acaloradamente.

Los defensores dicen que es completamente segura y dicen que es el tónico por excelencia, un ligero afrodisíaco que estimula la memoria, el aprendizaje, la productividad, el vigor físico y la función inmunológica. Además, dicen que al mismo tiempo, el *ginseng* reduce el colesterol y azúcar (glucosa) en la sangre y mantiene al mínimo los estragos del estrés, la edad, la radiación, el alcohol y los narcóticos.

Sus críticos dicen que la hierba tiene muy pocos efectos en los humanos —si acaso tiene algunos— aparte de causar un "síndrome de abuso" que es potencialmente peligroso.

Sus poderes curativos

El *ginseng* debe su valor curativo a diversas sustancias químicas llamadas ginsenosidas, sustancias que aún no se les comprende completamente, cuyos efectos pueden ser muy confusos. Por ejemplo, algunas ginsenosidas estimulan el sistema nervioso central; otras lo deprimen. Algunas elevan la presión arterial, otras la reducen. Estas observaciones tendrán que aclararse con investigación adicional. No obstante, los investigadores han aprendido mucho sobre esta hierba y sus muchos efectos.

Resistencia a las enfermedades. Algunos defensores del *ginseng* lo llaman un adaptógeno, un término técnico para lo que los herbolarios tradicionales llaman un tónico. El principal defensor del *ginseng* es el investigador ruso Israel I. Brekhman, profesor que estudió el *ginseng* por casi 30 años en la Academia de Ciencias de la antigua Unión Soviética. Brekhman escribió que el *ginseng* "posee un amplio espectro de efectos terapéuticos . . . al proteger al cuerpo contra la tensión, la radiación y varias toxinas químicas . . . y aumenta la resistencia general".

Los científicos estadounidenses suelen dudar de las investigaciones soviéticas, pero algunos concuerdan en que el *ginseng* es un adaptógeno, entre ellos, Norman R. Famsworth, Ph.D., profesor investigador de Farmacognosia en la Facultad de Estudios Farmacéuticos de la Universidad de Illinois, quien describió los muchos efectos de la hierba en la revista *Economic and Medicinal Plant Research* (Investigaciones sobre las plantas económicas y medicinales).

El término *adaptógeno* abarca un amplia gama de efectos. Varios estudios con soldados, marineros, atletas, correctores de galeras, obreros y operadores telefónicos rusos, coreanos y chinos muestran que la hierba:

- Contrarresta la fatiga sin cafeína y mejora el aguante físico. Los atletas olímpicos rusos, chinos y coreanos usan *ginseng* durante su entrenamiento y antes de las competencias, y algunos atletas estadounidenses también han comenzado a usarlo.

- Contrarresta el daño que causa el estrés emocional y físico.

- Previene el agotamiento de las hormonas que combaten la tensión en las glándulas suprarrenales.

- Mejora la memoria.

Estimulante del sistema inmunológico. Parece que el *ginseng* estimula el sistema inmunológico tanto animal como humano. Eleva los glóbulos blancos (macrófagos y anticuerpos naturales) que devoran a los microorganismos causantes de enfermedad. Además, el *ginseng* estimula la producción del interferón (la sustancia química de nuestro cuerpo que combate los virus) y de anticuerpos que combaten las infecciones bacteriales y virales.

Los investigadores rusos administraron a 1,500 obreros 4 mg de *ginseng* al día. En comparación con obreros que no lo tomaron, quienes sí lo recibieron faltaron mucho menos por resfriados (catarros), gripe, amigdalitis, bronquitis y sinusitis. Los cosmonautas rusos toman *ginseng* para aumentar el vigor y prevenir enfermedades en el espacio de afuera.

Investigadores estadounidenses han confirmado los efectos antivirales y estimulantes del sistema inmunológico del *ginseng*. En un estudio, esta hierba eliminó úlceras crónicas de herpes que surgen de la infección de herpes virales. Después de que se suspendió el tratamiento herbario, reaparecieron las úlceras.

Colesterol elevado. De acuerdo con varios estudios estadounidenses, el *ginseng* reduce el colesterol. También eleva el nivel del colesterol "bueno" (las lipoproteínas de alta densidad). Al aumentar este colesterol "bueno", se reduce el riesgo de sufrir un infarto cardíaco.

Ataque al corazón. Si las arterias que suministran sangre al corazón se constriñen por depósitos de colesterol (placas ateroscleróticas) y se forman ahí coágulos sanguíneos, se produce un infarto cardíaco, lo que muchos llaman un ataque al corazón. El *ginseng* tiene un efecto anticoagulante (antiplaquetas), lo cual disminuye el riesgo de que se presenten estos coágulos y el consiguiente ataque cardíaco.

Diabetes. El *ginseng* reduce los niveles de azúcar en la sangre, lo que sugiere que puede que tenga valor para controlar la diabetes. La diabetes es una afección seria que requiere atención profesional. Los diabéticos tal vez pueden probar con el *ginseng* —bajo supervisión médica.

Protección del hígado. El *ginseng* protege al hígado del efecto dañino de medicamentos, alcohol y otras sustancias tóxicas. En un experimento, investigadores primero dieron un extracto de *ginseng* a unos animales de laboratorio, y luego lo que se supone que fuera una dosis fatal de varios narcóticos. Los animales sobrevivieron. Y en un estudio humano piloto, la planta mejoró la función hepática de 24 personas mayores que sufrían de cirrosis, o sea, un daño al hígado causado por la ingestión de alcohol.

Terapia con radiaciones. El *ginseng* puede minimizar el daño a las células causado por la radiación. En dos estudios, se inyectaron varios agentes protectores a animales experimentales, después se les aplicaron dosis de radiaciones similares a las que se usan en la radioterapia para el cáncer. El *ginseng* probó ser la mejor protección contra el daño a células sanas, lo que indica que la hierba puede tener valor terapéutico para los que estén recibiendo radioterapia contra el cáncer.

Cáncer. Investigadores chinos aseguran haber extendido la vida de enfermos de cáncer de estómago usando *ginseng* durante cuatro años. Científicos rusos informan que la hierba reduce algunos tumores en los animales.

Pérdida del apetito. Los asiáticos siempre han considerado al *ginseng* particularmente beneficioso para la gente mayor. Al uno envejecer, se deterioran los sentidos del gusto y el olfato, por lo que a las personas mayores se les reduce el apetito. Además, declina la capacidad del intestino para absorber los nutrientes. Como resultado, algunas personas de edad madura sufren de mala alimentación, lo que reduce su energía y agudeza y aumenta su riesgo a enfermarse. El *ginseng* goza de miles de años de reputación como estimulante del apetito, y un estudio mostró que éste aumenta la capacidad del intestino para absorber los nutrientes, ayudando así a prevenir la desnutrición.

Posibilidad interesante. Algunos estudios han investigado la antigua creencia china de que el *ginseng* es un leve estimulante sexual. Ninguno se ha hecho con humanos, y debe tenerse mucho cuidado si se quiere aplicar investigación sexual con animales a personas. En los animales, el instinto controla al sexo; en los humanos, el sexo es controlado por factores sociales y psicológicos más complejos. Pero para lo que pueda servir, estudios rusos sugieren que el tratamiento con *ginseng* aumenta la calidad del esperma en el semen de los toros. Y un estudio que se publicó en la *American Journal of Clinical Medicine* (La Revista de Medicina Clínica de los Estados Unidos) mostró que los animales de experimento que se trataron con *ginseng* fueron sexualmente más activos que los animales que no lo recibieron.

El asunto de la adulteración

Muchos estudios con *ginseng* han producido resultados beneficiosos impresionantes, pero los críticos citan otros que no han mostrado beneficio alguno. ¿Qué es lo que pasa? Bueno, parece que en gran parte, la adulteración explica los diferentes resultados.

Dado que el *ginseng* es escaso y muy caro, la adulteración ha sido un problema de por siglos, y sigue siéndolo. Es muy posible que los investigadores que realizaron esos estudios donde la hierba no dio resultado alguno hayan usado un llamado "*ginseng*" que contenía poco o nada de la hierba. Un estudio evaluó 54 de los llamados productos de *ginseng* en venta en las tiendas de productos naturales en los Estados Unidos. Los investigadores declararon que el 60 por ciento "no tenía valor" porque no contenía una cantidad suficiente de la hierba para surtir algún efecto biológico; el 25 por ciento de estos productos no contenían nada de *ginseng*.

La industria de productos naturales denunció este estudio y la revista comercial de alimentos sanos *Whole Foods* (Alimentos integrales) encargó una prueba independiente. Los resultados fueron, en esencia, los mismos.

El más notorio de los *ginseng* falsos fue el "*ginseng* americano rojo silvestre" o "*ginseng* silvestre del desierto", que apareció en las tiendas de productos naturales a fines de los años 70. El *ginseng* es una planta que prefiere la sombra y humedad, por lo que es imposible cultivar un "*ginseng* del desierto", pero muchos consumidores cayeron en la trampa. El *ginseng* falso fue en realidad romaza roja, una planta laxante. La queja de herbolarios responsables forzó a las tiendas de productos naturales a dejar de vender este supuesto *ginseng*.

Cómo usarlo

Incluso si comienza con *ginseng* verdadero, tal vez no obtenga resultados porque quizá no sea maduro. Las raíces de *ginseng* no se deben recolectar antes de seis años, pero para aumentar la cantidad suelen mezclarse raíces jóvenes, forma de adulteración que puede hacer que la hierba resulte inútil. Por último, el procesado también puede disminuir la calidad del *ginseng*.

Los investigadores piden a los consumidores que tengan "mucho cuidado al seleccionar sus productos de *ginseng*". ¿Pero cómo? Lamentablemente, la única forma de estar por completo seguros de la pureza y edad del *ginseng* es cultivarlo uno mismo, aunque es mucho más fácil decirlo que hacerlo. Si compra *ginseng*, lea las etiquetas con cuidado. Busque productos que identifiquen las especies y que se elaboren con raíces de seis años y sin procesar.

El sabor del *ginseng* es dulzón y ligeramente aromático. Para obtener sus muchos beneficios curativos, use polvo de la raíz, té, cápsulas o tabletas, todos los cuales encontrará en las tiendas de productos naturales. Las recomendaciones van del equivalente de ½ a 1 cucharadita al día. Otras sugieren que se use a diario durante un mes y después se suspenda por dos meses.

También puede hacer una decocción de raíz seca en polvo. Use ½ cucharadita por cada taza de agua. Haga hervir la mezcla y déjela hervir a fuego lento durante 10 minutos. Beba hasta 2 tazas al día.

La seguridad ante todo

Con hierbas controvertidas, los críticos a menudo exageran cualquier efecto secundario, lo que muchas veces incita a los proponentes a responder que la hierba es "completamente segura". Los efectos secundarios del *ginseng* no son para asustarse, pero ningún medicamento, sea o no sea a base de hierbas, se debe considerar completamente seguro.

Los problemas con el *ginseng* han surgido rara vez, pero las revistas médicas sí informan de docenas de casos problemáticos. El *ginseng* puede causar insomnio, dolor en los senos, síntomas de alergias, ataques de asma, aumento en la presión arterial y arritmias cardíacas. Las personas con insomnio, fiebre de heno y fibroquistes en los senos sólo deben usarlo con precaución. Las personas con fiebre, asma, enfisema, hipertensión o arritmia cardíaca no deben usarlo.

Además, las personas que tienen problemas de coagulación no deben usarla en ningún momento debido a que esta hierba tiene una acción anticoagulante. Las mujeres embarazadas no deben usarlo.

Abuso del "abuso"

Pues, ya sabemos que el *ginseng* no es completamente inofensivo. Sin embargo, ya que estamos en el tema de los riesgos de tomar la hierba, resulta que se ha descubierto que hubo errores graves en un estudio que mostró que la hierba producía serios efectos secundarios. Los resultados del estudio se publicaron en 1979 en la *Journal of the American Medical Association* (Revista de la Asociación Médica de los EE.UU.).

El investigador que lo realizó estudió a 133 pacientes siquiátricos quienes afirmaron que usaban *ginseng*. El investigador dijo que 14 de ellos, o sea aproximadamente un 10 por ciento, desarrollaron el "síndrome de abuso de *ginseng*" (*GAS* por sus siglas en inglés). Los sujetos eran pacientes psiquiátricos, y se supone que eran personas con problemas mentales. El investigador jamás se molestó en identificar tales problemas. En cambio, aplicó estos resultados libremente a la población en general.

Los pacientes psiquiátricos *dijeron* que usaban *ginseng*, pero el investigador admitió después que no verificó si el "*ginseng*" que usaron era, en realidad, la hierba. De hecho, el investigador admitió que muchos de los pacientes usaron el "*ginseng* del desierto", que, como ya vimos, no es el *ginseng* verdadero.

Los sujetos consumieron hasta 15 gramos de la hierba al día, lo cual es mucho más de la cantidad recomendada, y algunos inhalaron o se inyectaron la hierba, métodos que tradicionalmente nunca se han empleado para usar *ginseng*; esto indica que quizá los pacientes también abusaban de drogas ilícitas. Pero el investigador jamás habló de las otras drogas que pudieran haber usado estos sujetos, excepto al mencionar que a lo largo del estudio, que duró dos años, muchos usaron cafeína con regularidad.

El síndrome de abuso de *ginseng* incluye síntomas como nerviosismo, insomnio e hipertensión. En muy raros casos el *ginseng* puede causar problemas de sueño o elevar la presión arterial, pero estos mismos síntomas son efectos comunes de la cafeína, droga que los sujetos consumieron con libertad durante el estudio. Con resultados contaminados con cafeína y muy probablemente otras drogas, es imposible decir que el *ginseng* causó los así llamados síntomas de abuso.

Otra característica de dicho síndrome fue "diarrea matutina", que muy bien pudo haber sido causada por el "*ginseng* del desierto" que no contiene *ginseng* y es un laxante. Por último, el investigador afirmó que este síndrome "imita la intoxicación por corticoesteroides". Por más malos que sean los supuestos síntomas de este síndrome, no son nada como los síntomas de la intoxicación por corticoesteroides, un estado complejo que implica acné, un crecimiento inusual de pelo, retención de liquido (edema), aumento de la presión arterial y azúcar en la sangre, aumento en la susceptibilidad a infecciones y redondeamiento de la cara (cara de luna).

A pesar de todo esto, desde que se publicó el artículo citado, cuando las revistas médicas o la prensa popular hablan sobre el *ginseng*, sin fallar mencionan "el síndrome de abuso de *ginseng*" y "la intoxicación por corticoesteroides". Que conste que jamás se ha probado que el *ginseng* cause alguno de los dos.

Otras precauciones

La Dirección de Alimentación y Fármacos de los EE.UU. (*FDA* por sus siglas en inglés) incluye al *ginseng* en su lista de hierbas que se consideran seguras en términos generales. Para personas generalmente sanas, no embarazadas, que no estén amamantando, que no padezcan insomnio, fiebre de heno, fibroquistes en los senos, fiebre, asma, enfisema, hipertensión, arritmia cardíaca o problemas de coagulación, el *ginseng* se considera relativamente seguro si se consume en las cantidades típicamente recomendadas.

Debe usarse en cantidades medicinales sólo bajo supervisión médica. Si produce molestias menores, como síntomas de alergia o insomnio, use menos o deje de usarlo. Informe a su médico sobre cualquier efecto desagradable o si los síntomas contra los que lo use no mejoran en forma significativa en dos semanas.

HIDRASTE

Un antibiótico de oro

El hidraste es una hierba popular y poderosa. Tal combinación casi asegura que sea polémica, y por eso no sorprende que muchos herbolarios contemporáneos lo denominen "una de nuestras hierbas más útiles", mientras que algunas autoridades científicas continúan citando a un farmaceuta que escribió (en 1948) que posee "pocas, si es que tiene, indicaciones racionales", pero puede causar "muerte por parálisis respiratoria o paro cardíaco".

En general, no hay por qué alarmarse. El hidraste puede ser beneficioso si se usa con precaución, aunque sí es posible que produzca efectos dañinos. Los herbolarios caseros bien informados lo pueden usar sin peligro.

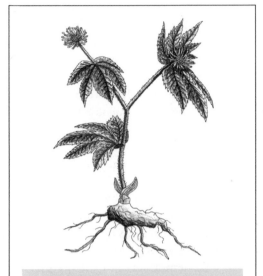

Familia: Ranunculaceae (ranunculaceas); otros miembros incluyen el botón de oro, espuela de caballero, peonía

Género y especie: *Hydrastis canadensis*

También conocido como: Sello dorado, sello de oro, *goldenseal*

Partes usadas: Rizoma y raíces

Sus poderes curativos

Por más curativo que sea, el hidraste no es un 'curalotodo'.

Los científicos han descubierto que esta hierba contiene dos constituyentes activos: berberina e hidrastina. La berberina, la más importante, es también la sustancia química activa del agracejo. Por lo tanto, el agracejo y el hidraste tienen usos (y riesgos) similares, aunque el hidraste es más popular y más caro. Quienes estén interesados en un "hidraste económico" pueden probar agracejo (véase la página 24).

Antibiótico. Es posible que el hidraste ayude en el tratamiento de infecciones bacterianas, infecciones causadas por hongos y las causadas por protozoarios. La berberina del hidraste combate muchas bacterias que causan diarrea; asimismo es eficaz contra los protozoarios que causan disentería amebiana y giraríais, y diversos informes muestran que también funciona contra el cólera bacterial. De hecho, en un estudio, investigadores indios hallaron que la berberina es más eficaz contra el cólera que el poderoso antibiótico cloromicetina. Estos resultados respaldan la larga historia del hidraste como remedio gastrointestinal, en particular para la diarrea infecciosa.

Estimulante del sistema inmunológico. Además de combatir gérmenes, la berberina puede estimular el sistema inmunológico al "acelerar" los glóbulos blancos (macrófagos) que devoran los microorganismos causantes de enfermedad.

Salud femenina. En algunos estudios con animales, la berberina calmó el útero, respaldando así su uso tradicional para reducir el flujo menstrual excesivo y hemorragia posparto, pero otros estudios muestran que estimula las contracciones uterinas.

Las embarazadas deben evitarlo. Las mujeres con mucho flujo menstrual pueden probarlo y ver si les ayuda.

La hemorragia posparto es una afección potencialmente seria que requiere atención profesional de inmediato. Si desea probar el hidraste en conjunto con su terapia recetada, hable sobre esto con su médico.

Auxiliar digestivo. El hidraste puede calmar los intestinos y estimular la secreción biliar en seres humanos, lo que podría ayudar a digerir grasas.

Cómo usarlo

Para usar hidraste como un posible antibiótico o estimulante del sistema inmunológico, o para ayudar a disminuir el flujo menstrual, tómelo como infusión o en tintura.

Para preparar una infusión, use de ½ a 1 cucharadita de raíz en polvo por cada taza de agua hirviendo. Déjelo en infusión durante diez minutos. Beba hasta dos tazas al día. El hidraste es amargo; añádale miel, azúcar o limón o mézclelo con otros tipos de té para mejorar su sabor.

En tintura, use de ½ a 1 cucharadita hasta dos veces al día.

No se debe dar el hidraste a niños menores de 2 años. Para niños mayores y personas de más de 65 años de edad, se recomienda empezar con preparaciones ligeras y hacerlas más fuertes si es necesario.

La seguridad ante todo

Las sustancias activas del hidraste surten efectos opuestos en la presión arterial. La berberina la puede bajar y la hidrastina la puede elevar. Personas con presión arterial alta, cardiopatías, diabetes, glaucoma o historial de infarto cardíaco deben tener precaución o no usarlo. Si usted no sabe cuál es su presión, pida a su médico que se la tome y le dé el visto bueno antes de usar esta hierba.

Cuidado con la sanguinaria

El hidraste ha sido tan caro que por más de 100 años la adulteración ha sido un problema. Un adulterante común es la sanguinaria (*Sanguinaria canadensis* o *bloodroot* en inglés). La sanguinaria fresca es roja, pero cuando se seca, se vuelve amarilla igual que el hidraste; también tiene un sabor amargo. La sanguinaria tiene una acción laxante muy fuerte. En dosis elevadas, causa desmayo, ardor gastrointestinal, mucha sed y vómitos. Si el "hidraste" que usted usa lo hace defecar o le causa cualquiera de estos otros síntomas, deje de usarlo. Puede que sea sanguinaria y no hidraste.

Dosis elevadas de hidraste pueden irritar la piel, la boca y la garganta y producir náuseas y vómitos. Irrigaciones de hidraste pueden causar irritación vaginal. La literatura médica no contiene informes de daño serio por hidraste. Pero la hidrastina sí estimula el sistema nervioso central, y en los animales, dosis elevadas han causado muerte por parálisis respiratoria y paro cardíaco. No use más cantidad de hidraste de la recomendada.

Otras precauciones

La Dirección de Alimentación y Fármacos de los EE.UU. (*FDA* por sus siglas en inglés) incluye al hidraste en su lista de hierbas de "seguridad indefinida". Para personas sanas, no embarazadas, que no estén amamantando y no padezcan presión arterial alta, glaucoma, diabetes o un historial de cardiopatías o derrame cerebral, se puede usar con precaución por cortos períodos en las cantidades típicamente recomendadas.

El hidraste debe usarse en cantidades medicinales sólo bajo supervisión médica. Si produce molestias menores, como malestar estomacal o irritación en la boca, use menos o deje de usarlo. Informe a su médico sobre cualquier efecto desagradable o si los síntomas contra los que lo use no mejoran en forma significativa en dos semanas.

HIERBA GATERA

Gócela igual que hacen los gatos

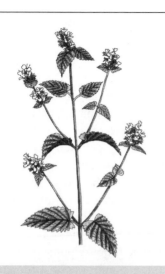

Familia: Labiatae (labiadas); otros miembros incluyen las mentas

Género y especie: *Nepeta cataria*

También conocida como: Nébeda, calaminta, *catnip*

Partes usadas: Flores y hojas

No se necesita ser herbolario para conocer el efecto de esta planta sobre los gatos. Lo interesante es la gran diferencia en cuanto a los efectos de esta hierba. Mientras que la hierba gatera embriaga y altera a los gatos, para nosotros los humanos, esta hierba resulta ser un buen tranquilizante. Por ejemplo, la hierba gatera puede ayudar a calmar el tubo digestivo, a aliviar los dolores menstruales y calmar los nervios y además, puede ser un remedio de primeros auxilios para los jardineros.

Sus poderes curativos

Los estudios muestran que la hierba gatera definitivamente no es sólo para los gatos. Los herbolarios modernos tienden a exagerar su valor, pero los científicos han confirmado varios de sus usos tradicionales.

Auxiliar digestivo. Al igual que las mentas, es posible que esta hierba calme los suaves músculos del tracto digestivo (por lo que es antiespasmódica). Si sufre indigestión o acidez estomacal, tome una taza de té después de las comidas.

Salud femenina. Los antiespasmódicos calman no sólo el tracto digestivo sino también otros músculos; el útero, por ejemplo. Su efecto antiespasmódico respalda su tradicional uso para aliviar dolores menstruales.

La hierba gatera también se usó tradicionalmente como inductora de la menstruación. Investigaciones recientes sugieren que no estimula el útero; sin embargo, las embarazadas deben tener cuidado y no usar cantidades medicinales.

Sedante. Investigadores alemanes informan que las sustancias químicas (isomeros nepetalactona) responsables de la embriaguez felina son similares a los sedantes naturales (valepotriatos) de la valeriana. Este hallazgo respalda su uso tradicional como ligero tranquilizante y sedante. Pruebe una taza de té cuando se sienta tenso o antes de acostarse, a ver si le ayuda.

Prevención de infecciones. La hierba gatera tiene algunas propiedades antibióticas, lo que acredita su uso tradicional en algunos casos de diarrea y fiebre. Como antibiótico, no es especialmente poderoso, pero puede ayudar a prevenir infecciones en percances menores, digamos en el jardín o en la casa.

Cómo usarla

Disfrute una agradable infusión de hierba gatera como un auxiliar digestivo, como un sedante ligero, o para aliviar dolores menstruales.

Para preparar una infusión, use dos cucharaditas de hierba seca por cada taza de agua hirviendo. Déjela en infusión durante 10 a 20 minutos. No la deje hervir; si hierve se disipa su aceite curativo. Beba hasta tres tazas al día.

Si prefiere tintura, tome de $\frac{1}{2}$ a 1 cucharadita hasta tres veces al día.

A los pequeños con cólico se les puede dar —con mucho cuidado— una infusión de hierba gatera ligera y fría. Para niños mayores y personas de más de 65 años de edad, se recomienda empezar con preparaciones ligeras y hacerlas más fuertes si es necesario.

Para tratar percances menores en el jardín, coloque algunas hojas de hierba gatera machacadas sobre las cortadas y rasguños mientras va a lavarlos y curarlos adecuadamente.

La seguridad ante todo

Algunas personas pueden sufrir malestar estomacal al tomar esta hierba, pero no se considera tóxica la hierba gatera. Sin embargo, hace unos cuantos años, hubo una controversia con respecto a los efectos dañinos de esta hierba. Resulta que en 1969, un informe publicado en el *Journal of the American Medical Association* (La Revista de la Sociedad Médica de los Estados Unidos) afirmó que la hierba gatera producía una euforia similar a la de la mariguana. La prensa popular publicó esta noticia, y de buenas a primeras, los propietarios de pajarerías informaron de una repentina demanda de juguetes para gatos.

Pero el informe fue desacreditado rápidamente por cientos de corresponsales quienes inundaron la revista médica con cartas que señalaban que la "hierba gatera" que se mostraba en las fotos junto al artículo era, en realidad, mariguana. Nunca se había informado que la hierba gatera embriagaba a los humanos de la misma manera que afecta a los gatos y en seguida las autoridades descartaron la idea de que fumarla podría causar algún efecto, a no ser dolor de garganta.

Por desgracia, esta aclaración no fue difundida tan ampliamente como las noticias iniciales. Varro Tyler, Ph.D., observa en *The New Honest Herbal* (El nuevo manual sincero de hierbas)*: "Una vez que se haya publicado una afirmación errónea, es casi imposible erradicarla. La hierba gatera se sigue considerando en casi todos los libros dedicados a las drogas como un estupefaciente ligero". Que conste: no lo es.

Ahora bien, la embriaguez que la hierba causa en los gatos es harina de otro costal. Todos ellos se sienten atraídos por la hierba gatera, pero sólo unas dos terceras partes muestran fuerte "euforia felina por la hierba gatera", de acuerdo con un informe publicado en *Economic Botany* (Botánica económica). La euforia de los gatitos es una característica hereditaria y no todos tienen el gene necesario para sufrirla.

La Dirección de Alimentación y Fármacos de los EE.UU. (*FDA* por sus siglas en inglés) la considera una hierba de "seguridad indefinida", pero no se han reportado reacciones tóxicas significativas. Para personas generalmente sanas, no embarazadas, que no estén amamantando, se considera segura si se toma en las cantidades típicas recomendadas.

Debe usarse en cantidades medicinales sólo bajo supervisión médica. Si produce molestias menores, como malestar estomacal o diarrea, use menos o deje de usarla. Informe a su médico sobre cualquier efecto desagradable o si los síntomas contra los que la usa no mejoran en forma significativa en dos semanas.

HINOJO

Divino para la digestión

Los puritanos de Nueva Inglaterra llamaron al hinojo "semillas de reunión". Las reuniones eran sus interminables servicios eclesiásticos. Algunas fuentes dicen que los puritanos lo usaban para suprimir el apetito. Otros dicen que muchos puritanos se fortificaban con whisky para poder aguantar los servicios y después masticaban semillas de hinojo para ocultar el olor. Los puritanos también lo utilizaron como auxiliar digestivo, su uso principal en la curación con hierbas desde el tiempo de los faraones hasta hoy en día.

Sus poderes curativos

La ciencia respalda algunos de sus usos tradicionales.

Auxiliar digestivo. El hinojo, igual que muchas otras hierbas aromáticas, relaja el suave recubrimiento

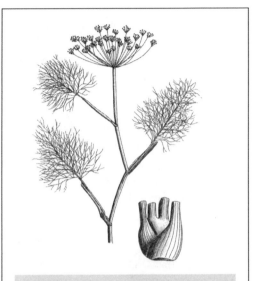

Familia: Umbelliferae; otros miembros incuyen zanahono y perejil

Género y especie: *Foeniculum vulgare, F. vulgare dulce*

También conocido como: Cáñamo de India, *fennel*

Partes usadas: Frutas ("semillas"); tallos y bulbos se usan para cocinar

muscular del tracto digestivo (lo que lo hace un antiespasmódico). Asimismo ayuda a expulsar los gases. Una investigación europea muestra que destruye algunas bacterias, lo que respalda su uso tradicional en el tratamiento de la diarrea.

En Alemania, donde la curación herbaria es una corriente mucho más importante que en Estados Unidos, el hinojo se usa como el anís y la alcaravea: contra la indigestión, dolor por gases y cólico infantil.

Salud femenina. Los antiespasmódicos calman el tracto digestivo y también otros músculos suaves, como el útero. Sin embargo, el hinojo se usó tradicionalmente no para relajar el útero sino para inducir la menstruación. Es posible que dosis elevadas de hinojo induzcan suficientemente la menstruación.

Un estudio sugiere que la hierba tiene un ligero efecto estrogénico, lo que significa que actúa como estrógeno, la hormona sexual femenina. Esta acción quizá tenga algo que ver con su uso tradicional como inductor de la leche y la menstruación.

Las mujeres pueden probarlo para que les ayude a comenzar sus períodos o incrementar la producción de leche. Mujeres de edad madura pueden usar el hinojo para aliviar las molestias de la menopausia.

Cáncer de la próstata. Las hormonas sexuales femeninas frecuentemente se recetan para el cáncer de próstata. Cualquier forma de cáncer requiere atención profesional. Pruebe el hinojo como complemento de su terapia normal y sólo bajo la supervisión de su médico.

Cómo usarlo

Como auxiliar digestivo, mastique un puñado de semillas o pruebe una infusión o tintura. Use ambas, infusión o tintura, para inducir la menstruación o (bajo supervisión médica) como posible ayuda en el tratamiento del cáncer de próstata.

Para preparar una agradable infusión con sabor a regaliz (orozuz), use de una a dos cucharaditas de semillas trituradas por cada taza de agua hirviendo. Déjela en infusión durante 10 minutos. Beba hasta 3 tazas al día.

En tintura, tome de ½ a 1 cucharadita hasta tres veces al día.

A niños menores de 2 años se les puede dar —con cuidado— un ligero preparado de hinojo para el cólico. Si persiste el problema, consulte a su pediatra. Para niños mayores y personas de más de 65 años de edad, se recomienda empezar con preparaciones ligeras y hacerlas más fuertes si es necesario.

La seguridad ante todo

El hinojo tiene, a lo mucho, un ligero efecto estrogénico. Sin embargo, el estrógeno, el ingrediente clave de las píldoras anticonceptivas, tiene muchos efectos en el cuerpo. Por lo tanto, las mujeres a quienes sus médicos les han advertido no tomar píldoras anticonceptivas no deben usar cantidades medicinales de hinojo, como tampoco quienes tengan historial de coagulación sanguínea anormal o tumores de los senos dependientes del estrógeno. Las mujeres embarazadas no deben usar cantidades medicinales de hinojo.

Las semillas de hinojo son seguras, pero el aceite puede causar sarpullido en la piel de individuos sensibles. Si lo ingiere, puede causar náuseas, vómitos y posiblemente convulsiones. *¡No lo ingiera nunca!*

Sus efectos sobre el hígado

Un estudio sugiere que el hinojo tiene unos curiosos efectos contradictorios sobre el hígado. En animales de experimento, la hierba empeora el daño hepático, pero al mismo tiempo, estimula la regeneración del hígado en animales a los que se les han extraído en parte. Hasta que se entiendan bien sus efectos sobre el hígado, las personas con un historial de alcoholismo, hepatitis o enfermedades hepáticas deben ser precavidas y no tomar cantidades medicinales de esta hierba.

Otras precauciones

El hinojo está incluido en la lista de hierbas seguras de la Dirección de Alimentación y Fármacos de los EE.UU. (*FDA* por sus siglas en inglés). Para personas sanas, no embarazadas, que no estén amamantando, se considera seguro si se ingiere en las cantidades típicamente recomendadas.

El hinojo debe usarse en cantidades medicinales sólo bajo supervisión médica. Si produce molestias menores, como malestar estomacal o diarrea, use menos o deje de usarlo. Informe a su médico sobre cualquier efecto desagradable o si los síntomas contra los que lo use no mejoran en forma significativa en dos semanas.

JENGIBRE

Acaba con los mareos por movimiento

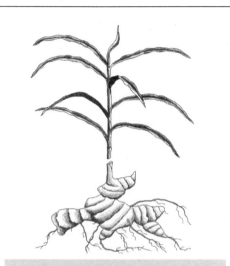

Familia: Zingiberaceae (cingibera-ceas); otros miembros incluyen cúrcuma (azafrán de las Indias) y cardamomo

Género y especie: *Zingiber oficinale*

También conocido como: Jengibre jamaiquino, jengibre africano, jengibre asiático, *ginger*

Partes usadas: Raíces

Un viejo proverbio indio dice: "Todas las buenas cualidades están contenidas en el jengibre". Y no es una exageración. Carnosa y aromática, la raíz de jengibre se ha usado para cocinar y curar desde los albores de la historia. La ciencia moderna ha respaldado algunos de sus tradicionales usos medicinales, incluso su eficacia para prevenir los mareos por movimiento, y ha descubierto algunos más.

Sus poderes curativos

Bueno, parece que podemos disfrutar en grande de las galletitas y el *ginger ale*. La ciencia ha respaldado algunos de los usos tradicionales del jengibre y ha descubierto algunos más.

Mareos por movimiento y náuseas matinales del embarazo. Parece que los antiguos marineros chinos que usaron el jengibre para evitar los mareos en alta mar tuvieron razón. Según un estudio publicado en la revista médica inglesa *Lancet* (Lanceta), la acción del jengibre contra las náuseas alivia el mareo por movimiento y el vértigo, mejor que el tratamiento medicinal convencional, el *Dramamine*. En este experimento, 36 voluntarios con historial de mareo por movimientos tomaron 100 mg de *Dramanine* o bien 940 mg de jengibre en polvo. Después se les sentó en mecedoras computarizadas programadas para desencadenar mareo. Las personas podían detener sus mecedoras en seguida que sintieran náuseas. Los que tomaron jengibre duraron 57 por ciento más tiempo que los que tomaron *Dramanine*. Además, los investigadores recomendaron cápsulas de jengibre, té de jengibre o *ginger ale* no sólo para mareo por movimientos, sino también para las náuseas matinales del embarazo. Algunos médicos ahora lo recomiendan para las náuseas asociada con la quimioterapia.

Auxiliar digestivo. Parece que el jengibre alivia la indigestión y los retortijones abdominales al calmar el tracto gastrointestinal, lo que lo hace un antiespasmódico. Además, actúa contra la náusea y contiene algunas sustancias similares a las enzimas digestivas que descomponen las proteínas.

Salud femenina. Los antiespasmódicos calman no sólo el tracto digestivo, también otros músculos suaves, como el útero. El jengibre puede ayudar a aliviar los dolores menstruales.

Resfriados (catarros) y gripe. Estudios chinos muestran que el jengibre ayuda a combatir el virus de la influenza (la gripe aguda), y un informe indio muestra que aumenta la capacidad del sistema inmunológico para combatir la infección. Estos hallazgos dan crédito a los usos tradicionales del jengibre para resfriados, gripe y otras enfermedades infecciosas.

Artritis. Estudios han identificado sustancias antiinflamatorias en la hierba, lo que respalda su uso tradicional para tratar la artritis.

Cardiopatías y derrame cerebral. Pocas personas en la antigüedad vivían suficiente tiempo o comían dietas lo suficientemente altas en grasa para desarrollar alguna cardiopatía o sufrir un derrame cerebral, pero hoy en día, estas enfermedades causan la mitad de las muertes en los Estados Unidos. El jengibre puede ayudar a prevenirlas al controlar algunos factores de riesgo claves.

De acuerdo con un estudio publicado en el *New England Journal of Medicine* (Revista de Medicina de Nueva Inglaterra), el jengibre ayuda a reducir el colesterol, a bajar la presión arterial y prevenir los coágulos sanguíneos internos que desencadenan cardiopatías y derrames cerebrales.

Cómo usarlo

En los alimentos, utilícelo para sazonar al gusto platillos picantes y aromáticos.

Para mareo por movimiento, se recomienda una dosis de 1,500 mg unos 30 minutos antes de viajar. Por lo general, son más convenientes las cápsulas de jengibre comerciales, aunque un vaso de 12 onzas (360 ml) de *ginger ale* también aporta la cantidad recomendada (con tal que contenga en verdad jengibre y no un aromatizante artificial).

Use té de jengibre como auxiliar digestivo; para ayudar a tratar resfriados y gripe, náusea, nauseas matinales o artritis. También lo puede usar para ayudar a prevenir cardiopatías y derrames cerebrales. Para preparar el té, use 2 cucharaditas de raíz rallada o en polvo por cada taza de agua hirviendo. Déjelo en infusión durante 10 minutos.

Para el cólico, se puede dar un preparado ligero de jengibre a niños menores de 2 años.

La seguridad ante todo

La capacidad del jengibre para prevenir náuseas puede también prevenir las náuseas matinales del embarazo, aunque por tradición se ha usado por largo tiempo como un inductor de la menstruación. ¿Puede provocar aborto espontáneo? En grandes cantidades puede ser que lo haga, por lo que las embarazadas con historial de aborto espontáneo no deben usarlo. Un estudio sugiere que los efectos del jengibre dependen de la cantidad que se use. En el estudio que se publicó en *Lancet* (Lanceta), se usó menos de un gramo para prevenir náuseas. Para desencadenar la menstruación, los médicos chinos recomiendan de 20 a 28 gramos.

Una taza de té fuerte de jengibre contiene unos 250 mg de la hierba; un platillo muy condimentado unos 500 mg; un vaso de *ginger ale* de 8 onzas (240 ml) contiene cerca de 1,000 mg. Quiere decir que ninguno de estos tiene la cantidad que induce la menstruación.

No ha habido informes en la literatura científica que indiquen que el jengibre cause aborto espontáneo o cause defectos de nacimiento.

Las mujeres embarazadas que no tengan historial de aborto espontáneo pueden probar cantidades *moderadas* de té de jengibre o *ginger ale* para las náuseas matinales.

Aunque generalmente alivia la indigestión, algunas personas que lo toman para prevenir los mareos por movimiento se quejan de acidez estomacal.

El jengibre está incluido en la lista de hierbas de la Dirección de Alimentación y Fármacos de los EE.UU. que generalmente se consideran seguras. Para personas generalmente sanas, se considera seguro si se ingiere en las cantidades típicamente recomendadas.

El jengibre debe usarse en cantidades medicinales sólo bajo supervisión médica. Si produce molestias menores, como acidez estomacal, use menos o deje de usarlo. Informe a su médico sobre cualquier efecto desagradable o si los síntomas contra los que lo use no mejoran en forma significativa en dos semanas.

LÚPULO

Cerveza para mejorar la salud

El lúpulo es mejor conocido como el ingrediente aromático y amargo de la cerveza. Tiene una larga historia en la medicina a base de hierbas y la ciencia moderna apoya algunos de sus usos tradicionales.

Los médicos chinos lo han recetado por siglos como auxiliar digestivo y para tratar lepra, tuberculosis y disentería.

Los médicos griegos y romanos de los tiempos antiguos también recomendaban como auxiliar digestivo y en el tratamiento de problemas intestinales. El naturalista romano Plinio lo consideraba un vegetal de huerto, ya que sus retoños tiernos se podían comer en primavera, antes de que maduraran y se hicieran fibrosos y amargos (todavía se acostumbra a comerlos preparados como espárragos).

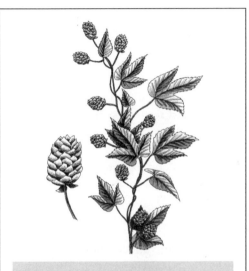

Familia: Moraceae; otros miembros incluyen higuera y morera; Cannabaceae (cannabaceas); otros miembros incluyen cánamo y mariguana

Género y especie: *Humulus lupulus*

También conocido como: *Hops*

Partes usadas: Pelos glandulares de las frutas femeninas (estrobilos)

Sus poderes curativos

Prevención de infecciones. Las sustancias antibacterianas del lúpulo pueden ayudar a prevenir infecciones. El lúpulo no es una de las hierbas antibióticas principales, pero si ocurre un percance en el jardín, usted puede triturar las coronas de las flores y colocarlas sobre heridas y rasguños mientras camina a la cocina para lavarlos y vendarlos. Un estudio muestra que el lúpulo es eficaz contra la bacteria de la tuberculosis, lo que da crédito a uno de sus usos tradicionales en la China.

Sedante. Por décadas, los científicos se mofaron del persistente uso del lúpulo como sedante. Luego, en 1983, se le descubrió una sustancia química sedante (con el nombre interesante de 2-metil-3-butene-2-ol). Tal sustancia está presente sólo en cantidades minúsculas en las hojas frescas, pero al secarse y con el paso del tiempo, se aumenta su concentración. Si usa lúpulo como un posible sedante, úselo seco y viejo.

Auxiliar digestivo. De acuerdo con investigadores franceses, el lúpulo puede relajar el suave recubrimiento muscular del tracto digestivo, lo que respalda su uso tradicional como hierba digestiva antiespasmódica.

Salud femenina. Los investigadores alemanes afirman que el lúpulo contiene sustancias químicas similares al estrógeno, la hormona sexual femenina, que pueden ayudar a explicar algunos de los cambios menstruales en las mujeres que trabajan en el campo cosechando el lúpulo. Otros estudios ponen este hallazgo en duda. Hasta ahora, no se ha resuelto el asunto.

Cómo usarlo

Para prevenir infecciones y como auxiliar digestivo, use el lúpulo más fresco que pueda encontrar. Para el insomnio, use la hierba seca y vieja.

Para preparar una infusión, use dos cucharaditas de hierba por cada taza de agua hirviendo. Déjela en infusión durante cinco minutos. El lúpulo tiene un cálido y agradable sabor amargo.

No se debe dar lúpulo a niños menores de 2 años. Para niños mayores y personas de más de 65 años de edad, se recomienda empezar con preparaciones ligeras y hacerlas más fuertes si es necesario.

La seguridad ante todo

Muchos recolectores de lúpulo sufren de un sarpullido llamado dermatitis de lúpulo. Fuera de eso, no hay informes sobre efectos dañinos a causa de esta hierba. Aunque no se han comprobado las afirmaciones de los científicos alemanes de que el lúpulo contiene sustancias químicas similares al estrógeno, para estar seguras, las mujeres embarazadas no deben usarlo. Las mujeres con cáncer de mama dependiente del estrógeno también deben evitarlo.

La Dirección de Alimentación y Fármacos de los EE.UU. incluye el lúpulo en su lista de hierbas que por lo general se consideran seguras. Para personas generalmente sanas, no embarazadas, que no estén amamantando

AL PAN, PAN Y LA CERVEZA, CERVEZA

El lúpulo fue una hierba menor hasta hace unos 1,000 años, cuando los cerveceros comenzaron a usarlo para conservar la bebida de cebada fermentada que hoy llamamos cerveza. La cerveza fue un producto accidental de la panificación. Al desarrollarse la agricultura, las amas de casa de fines de la prehistoria observaron que el pan elaborado con granos crudos no se conservaba tan bien como el pan elaborado con granos germinados. Así que antes de moler los granos para elaborar harina, los remojaban en agua para hacerlos germinar. Si acaso el agua llegara a contaminarse con los microorganismos de la levadura de las cortezas de las frutas, se fermentaba y producía una dulce cerveza cruda.

Debido a los procesos rudimentarios de fabricación, estas cervezas antiguas probablemente sabían malísimas en comparación con las cervezas modernas. Sin embargo, resultaron muy populares en su tiempo. El Código de Hammurabi de Babilonia, elaborado en 1750 a.C., describía castigos para las cervecerías que vendieran cerveza a precios más elevados o de menor calidad.

Con el paso de los siglos, las cervecerías añadieron hierbas para dar sabor a sus productos: mejorana, milenrama (real de oro, alcaina) y ajenjo (estafiate). Hacia el siglo IX, los alemanes comenzaron a añadirle lúpulo a la cerveza, tanto por su agradable sabor amargo como para conservarla. Ya para el siglo XIV, la mayoría de las cervezas europeas contenían lúpulo.

y no estén tomando otros sedantes, se considera seguro si se ingiere en las cantidades típicamente recomendadas.

Debe usarse en cantidades medicinales sólo bajo supervisión médica. Si produce molestias menores, como malestar estomacal o diarrea, use menos o deje de usarlo. Informe a su médico sobre cualquier efecto desagradable o si los síntomas contra los que lo use no mejoran en forma significativa en dos semanas.

Manzana

Protección diaria

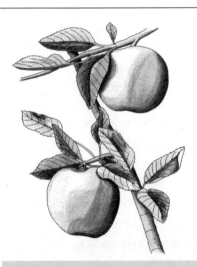

Familia: Rosaceae (rosáceas); otros miembros incluyen rosa, almendra y fresa

Género y especie: *Malus sylvestris* o *Pyrus malus*

También conocida como: *Apple*

Partes que se usan: Fruta

Hay un refrán castellano que dice 'a diario una manzana es una cosa san.' Esto parece ser más cierto que nunca, en particular si estamos hablando de la digestión, el corazón, o la prevención del cáncer. Y si acaso eso le parece poco, las manzanas también pueden ser buenas tanto para la diarrea como para el estreñimiento, y pueden ayudar a evitar enfermedades cardíacas, cáncer y algunos tipos de derrames cerebrales, las tres causas de muerte principales en los Estados Unidos.

Aunque pocos herbolarios contemporáneos la consideran una hierba, la manzana tiene una tradición impresionante como agente curativo. Dado que la ciencia moderna ha respaldado mucho de lo que afirmaban los antiguos herbolarios sobre los poderes curativos de esta deliciosa fruta, parece que ya es tiempo de que la consideremos entre las hierbas curativas.

Sus poderes curativos

La ciencia médica moderna ha encontrado que esta fruta tiene un gran valor curativo gracias a su pulpa alta en pectina, que es un tipo de fibra soluble.

Diarrea. Algunos estudios muestran que la pectina ayuda en el control de la diarrea porque la bacteria intestinal la transforma en una suave capa protectora para el recubrimiento intestinal irritado. Además, la pectina les da consistencia a las evacuaciones, lo cual ayuda a remediar tanto la diarrea como el estreñimiento.

Algunos tipos de diarrea son causados por la infección bacterial. En un estudio se mostró que la pectina de la manzana es eficaz contra varios tipos de bacterias que ocasionan diarrea. Por tanto, no es por gusto que la medicina antidiarrea *Kaopectate* derive su nombre en parte (el '*pectate*') de la pectina.

Estreñimiento. Los médicos recomiendan dietas altas en fibras para que las evacuaciones tengan más volumen; este volumen adicional estimula las contracciones normales de los intestinos y alivia el estreñimiento.

Cardiopatías y derrame cerebral. La pectina puede contribuir a disminuir el colesterol en la sangre, factor de riesgo en las enfermedades cardíacas y algunos tipos de derrames cerebrales. Cuando la pectina está cerca del colesterol que comemos, este se mantiene en el tracto digestivo hasta que se elimine. Por lo tanto, disfrútese una manzana como postre cuando haya comido carne o productos lácteos y así aprovechará cierta protección contra el colesterol que contienen.

Cáncer. La Sociedad de Cáncer de los Estados Unidos recomienda una dieta alta en fibras para ayudar a prevenir algunos tipos de cáncer, en particular el de colon. De acuerdo con un estudio publicado en la *Journal of the National Cancer Institute* (Revista del Instituto Nacional del Cáncer), la pectina hace que se peguen juntos en el colon ciertos compuestos que causan cáncer, acelerando así su eliminación del cuerpo.

Diabetes. Los médicos también recomiendan dietas altas en fibras para controlar la diabetes. Algunos estudios muestran que la pectina de la manzana ayuda a controlar los niveles de azúcar en la sangre (glucosa) en diabéticos.

Envenenamiento por plomo. Estudios europeos sugieren que la pectina de la manzana ayuda a eliminar el plomo, el mercurio y otros metales pesados tóxicos del cuerpo.

Para la gente que vive en ciudades contaminadas, limpiar el cuerpo de estos venenos constituye una razón más para disfrutar la manzana diaria.

Infección de heridas. Aunque la pectina de la fruta de la manzana es su compuesto medicinal principal, sus hojas también son beneficiosas, pues contienen un antibiótico llamado florentina. Si usted por casualidad se corta estando en el huerto, machaque hojas de manzana y colóquelas sobre la herida como primer auxilio hasta que pueda lavarse y curarse adecuadamente.

Cómo usarla

Coma la fruta fresca para que disfrute de sus muchos beneficios para la salud. Las manzanas verdes suelen ser más ácidas, pero por lo general son más crujientes. Las rojas generalmente son más dulces, pero su textura puede ser harinosa. Lávelas con agua y jabón antes de comerlas para eliminar cualquier residuo de pesticidas.

La seguridad ante todo

Aunque tiene muchos poderes curativos, lo sorprendente es que la manzana en realidad lo puede matar.

Parece mentira, pero es cierto. Resulta que las semillas de manzana contienen elevados niveles de cianuro, el poderoso veneno. Se necesita cerca de $\frac{1}{2}$ taza de semillas para matar un adulto promedio, pero bastante menos para matar a un niño o persona de edad avanzada. Muchos padres ya saben del dolor de estómago que sufren los niños cuando se comen el corazón de la manzana. La pequeña cantidad de semillas en el corazón presenta poco riesgo de envenenamiento serio. No obstante, se debe enseñar a los niños que no deben comerlas.

Coma todas las manzanas frescas que quiera, sólo evite las semillas. Si le producen molestias menores, como diarrea o estreñimiento, coma menos o deje de comerlas. Si la diarrea o estreñimiento no mejoran en una semana, consulte a su médico.

No pretenda tratar la diabetes, el colesterol elevado o los problemas del colon solamente con hierbas. En tales casos las manzanas nada más complementan la atención médica profesional.

MANZANILLA

Flores bonitas, medicina fuerte

Manzanilla es la traducción de la palabra griega *chamaimelon*, que significa manzana enana. Hay varias versiones del origen de ese nombre. Algunos dicen que el nombre resulta de la forma del botón floral de la cabezuela. Según Plinio, el naturalista romano, su nombre se debe al olor a manzana que despiden las flores. En todo caso, sea cual sea el origen de su nombre, la manzanilla es una hierba curativa de primera. Es buena para la indigestión, los nervios, las úlceras y hasta las heridas.

Sus poderes curativos

En Alemania, donde la curación a base de hierbas es una corriente mucho más importante que en los Estados Unidos, una compañía farmacéutica comercializa un

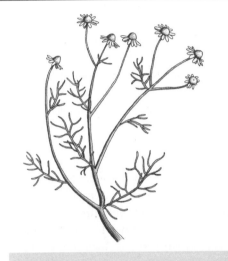

Familia: Compositae: otros miembros incluyen margarita, diente de león, caléndula

Género y especie: *Matricaria chamomilla* (alemana o húngara); *Anthemis nobilis* (romana o inglesa)

También conocida como: Camomila, *chamomile*

Partes usadas: Flores

popular producto de manzanilla llamado *Kamillosan*, que los alemanes usan por vía externa para tratar heridas e inflamaciones, y por vía interna para indigestión y úlceras. (Este producto no se consigue en los Estados Unidos.) La manzanilla es tan popular en Alemania que suele llamársele la hierba *alles zutraut*, que significa "capaz de cualquier cosa".

Una ligera exageración, quizá, pero la manzanilla sí es un remedio excelente.

Auxiliar digestivo. Decenas de estudios han respaldado su uso tradicional uso para malestares digestivos. Varias de las sustancias químicas en el aceite de manzanilla (principalmente el bisabolol) parecen poseer propiedades relajantes para el suave recubrimiento muscular del tracto digestivo (lo que la hace un antiespasmódico). De hecho, un estudio en particular muestra que la manzanilla relaja el tracto digestivo tan bien como la papaverina, el fármaco con base de opio.

Úlceras. La manzanilla también puede ayudar a prevenir úlceras estomacales y acelerar su curación. En un experimento, a dos grupos de animales se les administró una sustancia química que causa úlceras. A los que comieron manzanilla se les desarrollaron mucho menos úlceras. Después, a los animales que se les desarrollaron úlceras se les dividió en dos grupos. A los que se les administró manzanilla se recuperaron más rapidamente.

Salud femenina. Los antiespasmódicos no sólo relajan el tracto digestivo sino también otros músculos suaves, como el útero. Las propiedades antiespasmódicas de la manzanilla respaldan su uso antiguo como calmante de los dolores menstruales y para disminuir la posibilidad de un trabajo de parto prematuro.

Es extraño que al mismo tiempo, la manzanilla también se ha usado para inducir la menstruación. Hasta la fecha no se ha resuelto esta contradicción aparente, pero investigadores europeos sí han aislado una sustancia de la manzanilla que estimula las contracciones uterinas.

Las mujeres pueden probarla tanto para calmar los dolores menstruales como para inducir la menstruación, pero las embarazadas no deben tomar cantidades medicinales de esta hierba.

Sedante. Según los investigadores que han demostrado que la hierba deprime el sistema nervioso central, la larga historia de la manzanilla como sedante también tiene bases científicas. Pruebe una infusión cuando se sienta angustiado o añada un puñado de flores de manzanilla a un baño caliente.

Artritis. En estudios con animales, la hierba tuvo éxito en aliviar la inflamación de las articulaciones con artritis. Los hallazgos con animales no necesariamente pueden aplicarse a las personas, pero uno de los usos tradicionales de la manzanilla ha sido contra la artritis. Pruébela a ver si lo ayuda.

Prevención de infecciones. Parece que aquellos médicos eclécticos del siglo pasado estaban en lo cierto cuando usaron compresas de manzanilla para prevenir la infección de las heridas. Algunos estudios muestran que si se aplica el aceite de manzanilla a la piel, ésta reduce el tiempo que las quemaduras requieren para sanar. Otros estudios muestran que la hierba mata el hongo (*Candida albicans*) que causa infecciones vaginales, así como cierta bacteria (*Staphylococcus*). Esta hierba también impide la reproducción del poliovirus. Para cortadas; rasguños o quemaduras, prepare una infusión concentrada, déjela enfriar y aplíquela en compresas.

Estimulante del sistema inmunológico. Nadie sabía por qué la manzanilla prevenía las infecciones hasta que investigadores británicos descubrieron que estimula los glóbulos blancos (macrófagos y linfocitos B), que son los guerreros del sistema inmunológico que atacan las infecciones. Así que cuando tenga un resfriado (catarro) o gripe, beba una infusión de manzanilla. No le va a hacer daño y tal vez lo ayude.

Cómo usarla

Use una infusión o tintura para obtener algunos de los muchos beneficios curativos comprobados de la manzanilla.

Para preparar una agradable infusión, use dos o tres cucharaditas copeteadas (colmadas) de flores por cada taza de agua hirviendo. Déjela en infusión de 10 a 20 minutos. Beba hasta tres tazas al día.

En tintura, use de ½ a 1 cucharadita hasta tres veces al día.

Si usa productos comerciales, siga las instrucciones en el paquete.

Se les puede dar —con mucha precaución— una ligera infusión de manzanilla a niños menores de 2 años con cólico. Para niños mayores y personas de más de 65 años de edad, se recomienda empezar con preparaciones ligeras y hacerlas más fuertes si es necesario.

Para un baño relajante con hierbas, ate un puñado de flores de manzanilla dentro de un paño y colóquelas bajo el chorro de agua caliente.

Para cortadas, rasguños y quemaduras, prepare una infusión concentrada. Empape una tela limpia en el líquido y aplíquela como compresa.

La seguridad ante todo

Hubo una controversia cuando un informe en la *Journal of Allergy and Clinical Immunology* (Revista de Alergias e Inmunología Clínica) declaró que el té de manzanilla puede causar una reacción alérgica potencialmente fatal llamada choque anafiláctico o anafilaxis en personas que son alérgicas a la ambrosía. Inmediatamente, los herbolarios conservadores recomendaron a los millones de personas con alergia a la ambrosía que evitaran la manzanilla. Los defensores de la hierba estaban que ardían, e insistieron en que se había calumniado a la hierba sin justificación.

Para aclarar el asunto, los investigadores recopilaron todos los informes de reacciones alérgicas inducidas por la manzanilla de toda la literatura médica universal, que comprende informes entre 1887 a 1982. El gran total:

HIERBA ANTIGUA Y REMEDIO MODERNO

En realidad existen dos tipos de manzanilla: la alemana (o húngara) y la romana (o inglesa). Botánicamente no están emparentadas, pero ambas producen el mismo ligero aceite azul que se ha usado en la curación desde tiempos remotos. Las flores de la manzanilla hicieron que los antiguos egipcios recordaran el sol. Ellos la usaron contra la fiebre, en particular contra las fiebres recurrentes de la malaria.

La inmigración inglesa y alemana introdujo ambas manzanillas a los Estados Unidos, aunque la mayor parte de la manzanilla que crece aquí es en realidad la variedad alemana.

Hoy en día, la manzanilla es una de las hierbas de mayor venta en los EE.UU. Se usa mucho en tés, cremas y champús.

0 muertes y 50 reacciones, 45 por manzanilla romana y nada más que 5 por la variedad alemana, que es la más usada. La manzanilla no es nociva para la salud. Las únicas personas que deben pensarlo dos veces si usan esta hierba (y su pariente cercano, la milenrama) son aquellas que han sufrido previas reacciones anafilácticas por la ambrosía. Ahora bien, esto no quiere decir que no sea posible que surjan las reacciones. Grandes cantidades de preparados altamente concentrados han causado algo de náusea y vómitos.

La Dirección de Alimentación y Fármacos de los EE.UU. (*FDA* por sus siglas en inglés) incluye la manzanilla en su lista de hierbas que generalmente se consideran como seguras. Para personas sanas, no embarazadas, que no estén amamantando, se considera segura en las cantidades típicas recomendadas.

La manzanilla debe usarse en cantidades medicinales sólo bajo supervisión médica. Si produce molestias menores, como malestar estomacal o diarrea, use menos o suspéndala. Informe a su médico sobre cualquier efecto desagradable o si los síntomas contra los que la use no mejoran en forma significativa en dos semanas.

MATE

Un estimulante vigorizante

Hace más de 300 años, los misioneros jesuitas observaron que los indios sud-americanos tenían una dieta casi completamente basada en carne. Sin embargo, ellos no desarrollaban el escorbuto, la enfermedad que diezmaba a los marineros europeos que también llevaban una dieta muy alta en carne cuando viajaban en alta mar. Los jesuitas decidieron que los indios debían estar prote-gidos por el té que bebían en copas hechas de calabazas. Le pusieron el nombre de mate al té, ya que "mate" era la palabra española para esas calabazas, y empezaron a cul-tivar el arbusto parecido al acebo; luego bebían el té amargo hecho con sus hojas correosas.

El mate se introdujo en los Estados Unidos en los años 70 como un sustituto

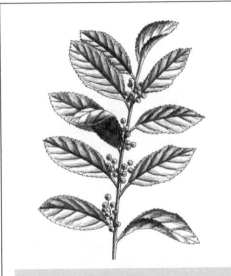

Familia: Aquifoliaceae (aquifolia-ceas); otros miembros incluyen el acebo

Género y especie: *Ilex paraguayen-sis* o *I. Paraguariensis*

También conocido como: Yerba mate, Té de Paraguay, *mate*

Partes usadas: Hojas

descafeinado del café. Pero esto fue un gran error por parte de los comer-ciantes, porque el mate contiene cafeína. También contiene vitamina C, lo que lo hace más nutritivo que otras hierbas con cafeína (como café o té).

Sus poderes curativos

Una taza de 6 onzas de mate contiene cerca de 50 mg de cafeína, tanto como una taza de té o una lata de cola. El café instantáneo tiene un poco más de cafeína (65 mg por taza). El café de grano tiene de dos a tres veces más (100 a 150 mg por taza). (Si desea conocer detalles sobre los beneficios de la cafeína, véase "Café" en la página 49.)

En virtud de que el mate contiene sólo de la tercera parte a la mitad de cafeína comparándolo con una taza de café de grano, sus efectos son de menor intensidad.

Resfriados (catarros) y gripe. Algunos expertos recomiendan la vitamina C para resfriados. El mate es bastante rico en ella y es, de hecho, la bebida estimulante más nutritiva. (Los jesuitas tenían razón cuando afirmaban que el mate prevenía el escorbuto.) Si bebe mate cuando tenga un resfriado, le brindará una fuente adicional de vitamina C.

Síndrome premenstrual. Los diuréticos ayudan a mejorar la sensación de hinchazón causada por la retención de líquidos antes de la menstruación. Las mujeres con molestias por síndrome premenstrual pueden probar mate durante los desagradables días justo antes de sus períodos.

Cómo usarlo

Para preparar una infusión con un sabor amargo pero agradable, use una cucharadita de hierba seca por cada taza de agua hirviendo. Déjelo en infusión durante diez minutos. Tome hasta tres tazas al día. A algunas personas no les gusta el olor del mate, y otras se acostumbran y de hecho lo disfrutan. Añádale miel y limón si es necesario.

No se debe dar el mate a niños menores de 2 años. Para niños mayores y personas con más de 65 años de edad, empiece con preparaciones ligeras y hágalas más fuertes si es necesario.

La seguridad ante todo

Tradicionalmente la cafeína crea hábito y, en grandes cantidades, puede causar bastante daño. Sin embargo, el mate, por su bajo contenido de cafeína taza por taza, debe causar menos problemas.

El mate contiene taninos, que pueden tanto fomentar como prevenir el cáncer. Un estudio uruguayo publicado en la *Journal of the National Cancer Institute* (Revista del Instituto Nacional de Cáncer) comprobó que los grandes consumidores de mate tienen un riesgo elevado de sufrir cáncer de esófago. El uruguayo típico consume 22 libras (10 kg) de esta hierba al año, así que sabe Dios cuánto consume uno que es un "gran consumidor" de esta hierba. Este resultado parece no tener mucha importancia para quienes toman ocasionalmente una taza de té mate. Sin embargo, quienes tienen cáncer del esófago no deben tomarlo.

Otras precauciones

Para personas generalmente sanas, no embarazadas, que no estén amamantando, que no estén tomando otras sustancias o medicamentos que contengan cafeína, el mate se considera relativamente seguro en las cantidades típicamente recomendadas.

Sólo debe usarse en cantidades medicinales bajo supervisión médica. Si le produce molestias menores, como malestar estomacal o diarrea, use menos o deje de usarlo. Informe a su médico sobre cualquier efecto desagradable o si los síntomas contra los que lo use no mejoran considerablemente en dos semanas.

MATRICARIA

Magnífica para migrañas

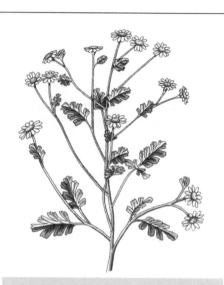

Familia: Compositae; otros miembros incluyen margarita, diente de león y caléndula

Género y especie: *Chrysanthemum parthenium*; *Matricaria parthenium*; *Tanacetum parthenium*

También conocida como: Margaza, expillo, *feverfew*

Partes usadas: Hojas

Hasta fines de los años 70, la matricaria había sido desacreditada como hierba curativa. En *The Herb Book* (El libro sobre hierbas), John Lust resumió las opiniones de muchos herbolarios: "La matricaria ha caído en desuso; incluso es difícil de encontrar, hasta en las tiendas de hierbas". Pero las cosas cambian, y ahora la matricaria de nuevo es popular. Estudios recientes han mostrado su notable eficacia para prevenir migrañas.

Sus poderes curativos

A fines de los años 70 se presentó un feliz incidente que hizo que las observaciones iniciales sobre el beneficio de la matricaria para los "dolores de cabeza" parecieran proféticas.

Migrañas (Jaquecas). La esposa del oficial médico en jefe del Consejo Nacional Británico del Carbón sufría de migrañas crónicas. Un minero oyó hablar del problema y comentó que él también había sufrido por largo tiempo de migrañas, hasta que comenzó a masticar unas cuantas hojas de matricaria todos los días. La mujer probó la hierba y de inmediato observó mejoría; después de 14 meses quedó libre de sus tremendos dolores de cabeza.

El médico presentó la experiencia de su esposa al Dr. E. Stewart Johnson de la Clínica de la Migraña de la ciudad de Londres. El doctor Johnson dio hojas de matricaria a diez de sus pacientes. Tres se declararon curados y los otros siete informaron de una mejoría significativa.

Luego Johnson administró matricaria a 270 de sus pacientes con migraña y estudió sus experiencias. Setenta por ciento informó un marcado alivio, y para muchos, el tratamiento médico normal no había proporcionado ningún alivio.

Después, el doctor Johnson hizo una rigurosa prueba científica. Algunos participantes tomaron matricaria; otros un placebo de apariencia similar. Ni los investigadores ni los pacientes sabían quién recibió qué hasta que finalizó el período de prueba. La matricaria superó significativamente al placebo.

Al poco tiempo, los resultados de un experimento aún más preciso se publicaron en la revista médica británica *Lancet* (Lanceta). A 72 enfermos de migraña se les asignó al azar para que a diario recibieran ya fuera una cápsula de polvo de matricaria liofilizado (el equivalente a dos hojas de tamaño medio) o un placebo de igual apariencia. Ni los voluntarios ni los investigadores sabían quién recibía qué; después de dos meses se cambiaron los grupos, así que los que tomaron inicialmente el placebo probaron la matricaria y viceversa. Los resultados fueron sorprendentes: la matricaria redujo las migrañas en un 24 por ciento, y los dolores de cabeza que experimentaban quienes tomaron la hierba fueron en comparación más leves y con menos náusea y vómitos.

Presión arterial alta. Los estudios con la matricaria para combatir la migraña también mostraron que la hierba puede reducir la presión arterial. La presión arterial alta es un problema serio que requiere cuidado profesional, pero no le hará daño tomar la matricaria como complemento del tratamiento médico convencional.

Auxiliar digestivo. Al igual que su pariente botánico cercano, la manzanilla, la matricaria contiene sustancias químicas que pueden calmar los suaves músculos del tracto digestivo, lo que la hace un antiespasmódico. Pruébela después de los alimentos.

Salud femenina. Las hierbas antiespasmódicas calman no sólo el tracto digestivo, también otros músculos suaves, como el útero. Además, parte del motivo por el cual la matricaria previene las migrañas es, quizá, su capacidad para neutralizar ciertas sustancias en el cuerpo llamadas prostaglandinas, las cuales están relacionadas con el dolor e inflamación. Las prostaglandinas también influyen en los espasmos menstruales. La posible acción antiprostaglandina y antiespasmódica de la matricaria respalda su uso tradicional para tratar las molestias menstruales.

Posibilidades interesantes. Un estudio con animales sugiere que la matricaria ejerce un ligero efecto tranquilizante. Si la toma antes de irse a la cama, tal vez le ayude a conciliar el sueño.

Otro informe sugiere que tiene propiedades antitumorales. Es demasiado pronto para decir que la matricaria es un tratamiento para el cáncer, pero acaso un día lo sea.

Cómo usarla

Para controlar las migrañas, mastique dos hojas frescas (o congeladas) al día o tome una cápsula con 85 mg de material de hoja. La matricaria es bastante amarga. Muchas personas prefieren las cápsulas a masticar las hojas. Si las cápsulas no proporcionan beneficio después de algunas semanas, no se desilusione con la hierba hasta que pruebe varias marcas de estas. Un informe en *Lancet* (Lanceta) mostró que algunas cápsulas que supuestamente son de "matricaria" contienen sólo muy pequeñas cantidades de la hierba.

Tómela en infusión para disfrutar de sus otros posibles beneficios curativos, como para bajar la presión arterial, como auxiliar digestivo o como inductor de la menstruación.

Para preparar una infusión, use de ½ a 1 cucharadita por cada taza de agua hirviendo. Déjela en infusión de cinco a diez minutos. Beba hasta dos tazas al día.

No les dé la matricaria a niños menores de dos años. Para niños mayores y personas de más de 65 años de edad, se recomienda empezar con preparaciones ligeras y hacerlas más fuertes si es necesario.

La seguridad ante todo

No se ha probado que la matricaria cause contracciones uterinas, pero tradicionalmente tiene una larga historia como inductor de la menstruación. Las mujeres embarazadas deben ser precavidas y no usarla.

Puede causar úlceras dentro de la boca. Algunas personas también han informado de dolor abdominal. La matricaria también puede inhibir la coagulación sanguínea. Las personas con problemas de coagulación y quienes tomen medicamentos anticoagulantes deben consultar a sus médicos antes de usarla.

La matricaria suprime las migrañas pero no las cura. Cuando se deja de tomar, es común que regresen los dolores de cabeza, lo que significa que quienes padecen de migrañas deben terminar tomando matricaria por años. Hasta la fecha el uso prolongado de la hierba no ha causado problemas, aunque no hay investigación sobre sus efectos a largo plazo.

Para personas generalmente sanas, no embarazadas, que no estén amamantando, que no sufran de problemas de coagulación y no estén tomando anticoagulantes, se considera segura si se ingiere en las cantidades típicamente recomendadas.

La matricaria debe usarse en cantidades medicinales sólo bajo supervisión médica. Si produce úlceras en la boca o malestar estomacal, use menos o deje de usarla. Informe a su médico sobre cualquier efecto desagradable o si los síntomas contra los que la usa no mejoran en forma significativa en dos semanas.

MENTAS

Mentol maravilloso

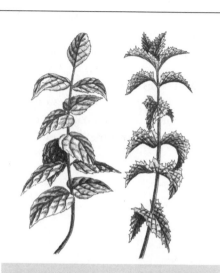

Familia: Labiatae; otros miembros incluyen toronjil (melisa), albahaca, mejorana, hierba gatera, marrubio, poleo, menta de campo

Género y especie: *Mentha piperita* (menta); *M spicata, M. Viridis, M. acuática, M. cardíaca* (menta verde), *M. sativa*

Tambien conocida como: Hierbabuena, cientos de diferentes mentas, *peppermint* (menta), *spearmint* (menta verde)

Partes usadas: Hojas y flores

En muchos restaurantes se sirven caramelos con sabor a menta después de la comida. Muchas personas piensan que es para refrescar el aliento, pero en realidad aquellos caramelos son una antigua cura herbaria. Hace miles de años atrás, la gente comía ramitas de menta después de los festines para entonar el estómago. Con el tiempo, esa costumbre fue evolucionando hasta que los caramelos (que muchas veces no contienen nada de menta) reemplazaron la hierba. Lo interesante es que la ciencia ha apoyado este y otros usos medicinales de esta familia de hierbas, mejor conocida como la fuente del mentol, un aromatizante de dulces, y un ingrediente clave de las gomas de mascar, las pastas de dientes y los enjuagues bucales.

Sus poderes curativos

Tanto la menta verde como la menta deben su valor curativo a sus esencias aromáticas. El aceite de menta es en gran parte mentol. El aceite de la menta verde contiene una sustancia química semejante llamada carvol. Estos agentes químicos tienen propiedades parecidas, pero al igual que pensaban los antiguos herbolarios, resulta que el mentol es más potente.

Auxiliar digestivo. Aparentemente, el mentol alivia el terso revestimiento muscular del tracto digestivo, haciéndolo un antiespasmódico. Estudios alemanes y rusos prueban que la menta también puede ayudar a prevenir las úlceras estomacales y a estimular la secreción de bilis. Así puede traer beneficios adicionales como ingrediente en los antiácidos *Tums*, *Glusil*, *BiSoDol* y la leche de magnesia *Phillips*.

Anestésico. Los eclécticos estaban en lo correcto cuando hablaban del "considerable poder anestésico" del mentol. Es un ingrediente en muchas cremas que alivian el dolor: *Solarcaine*, *Unguentine*, *Bengue* y la crema *Noxzema* medicada.

Descongestionante. Los vapores del mentol, sin duda, ayudan a aliviar la congestión nasal, del pecho y la sinusitis. El mentol es un ingrediente del *Mentholatum* y *Vicks Vapo-Rub*. La menta es un remedio aprobado por la Dirección de Alimentación y Fármacos de los EE.UU. (*FDA* por sus siglas en inglés) para el resfriado (catarro) común, sobre todo por su efecto descongestionante.

Preventivo de infecciones. Los eclécticos también podrían tener razón acerca de que el mentol es un "germicida activo". El aceite de menta en el tubo de ensayo mata varias bacterias y el virus *Herpes simplex* que causa herpes labial y genital. Estos hallazgos dan credibilidad a los usos tradicionales de la menta en el tratamiento de heridas y bronquitis.

Salud femenina. Los antiespasmódicos alivian no sólo el suave revestimiento del tracto digestivo, sino otros músculos suaves, como el útero. Varios herbolarios recomiendan la menta como tratamiento para las náuseas matinales del embarazo. El tratado *The Toxicology of Botanical Medicines* (La Toxicología de Medicinas Botánicas), sin embargo, sugiere que concentraciones medicinales de menta pueden inducir la menstruación.

Las mujeres embarazadas que quieran probar la menta para las náuseas matinales deben limitarse a beber concentraciones muy diluidas en forma de té en vez de las infusiones medicinales más potentes. Las mujeres con un historial de aborto espontáneo no deben usar la hierba si están embarazadas; quienes no lo estén pueden probar la menta para hacer que comience su menstruación.

Cómo usarlas

Para heridas, quemaduras, escaldaduras y herpes, aplique unas cuantas gotas de aceite de menta directamente en el área afectada.

Para preparar una infusión descongestionante y auxiliar digestivo, use de una a dos cucharaditas de hierba seca por cada taza de agua hirviendo.

Déjela en infusión durante diez minutos. Tome hasta tres tazas al día. La menta tiene un gusto más fuerte que la menta verde, y refresca la boca.

En tintura, tome de ¼ a 1 cucharadita hasta tres veces al día.

Para un baño con hierbas, llene una bolsa de tela con puñados de hierba seca o fresca y deje que el agua caliente corra encima de ella.

Se pueden dar —con precaución— preparaciones muy diluidas de hierba seca o fresca de menta a niños menores de 2 años.

La seguridad ante todo

Como plantas secas, ni la menta ni la menta verde causan problemas. En ocasiones raras, sin embargo, la fragancia fuerte y picante de las esencias de menta han provocado a niños pequeños a que hagan arcadas. Si se dan tipos de té de menta a los infantes, use infusiones muy diluidas.

Alerta: Si se ingiere, el mentol puro es venenoso. Tan sólo una cucharadita (aproximadamente 2 g) puede ser fatal. No lo ingiera nunca. La esencia pura de menta también produce efectos tóxicos, tales como arritmias cardíacas, de modo que tampoco debe usarla.

Otras precauciones

La menta y la menta verde se incluyen en la lista de hierbas consideradas normalmente seguras de la FDA. Para personas generalmente sanas, no embarazadas ni amamantando, se consideran seguras en las cantidades típicamente recomendadas.

Las mentas deben usarse en cantidades medicinales sólo bajo supervisión médica. Si producen molestias menores, como malestar estomacal o diarrea, use menos o deje de usarlas. Informe a su médico sobre cualquier síntoma desagradable o si los síntomas contra los que las use no mejoran considerablemente en dos semanas.

MILENRAMA

Vendaje herbario

Según la leyenda, durante la Guerra de Troya, Aquiles detenía el sangrado de las heridas de sus compañeros aplicándoles hojas de milenrama. Los científicos han descubierto que el héroe mitológico hizo bien en usar esta hierba. La milenrama contiene sustancias que pueden ayudar a detener el sangrado, más tiene propiedades antiinflamatorias que tal vez sean útiles en el tratamiento de las heridas. Además, parece que tiene potencial como auxiliar digestivo, remedio para problemas menstruales y sedante leve.

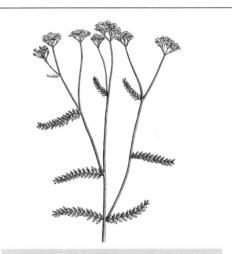

Familia: Compositae (compuestas); otros miembros incluyen margarita, diente de león, caléndula

Género y especie: *Achillea millefolium*

También conocida como: Aquilea, alcatorina, alcaina, altarreina, hierba militar, hemodoracea, mil hojas, *yarrow*

Partes usadas: Hojas, tallos y copas de flores

Sus poderes curativos

Si Aquiles hubiera tenido a la mano un poco de milenrama cuando fue herido en su vulnerable talón, tal vez hubiera sobrevivido a la Guerra de Troya.

Tratamiento para las heridas. La milenrama contiene muchas sustancias químicas que apoyan su uso tradicional para tratar heridas. Dos de estas —aquilina y aquileina— estimulan la coagulación arterial.

Varias de estas sustancias —entre ellas azuleno, alcanfor, camazuleno, eugenol, mentol, quercetina, rutina y ácido salicílico— tienen propiedades antiinflamatorias y una acción de alivio contra el dolor. Otras más, como taninos, terpeniol y eucalipto, son antisépticos.

Auxiliar digestivo. La milenrama contiene también una sustancia química presente en la manzanilla, el camazuleno, que ayuda a relajar el suave tejido muscular del tracto digestivo, lo que la hace antiespasmódica.

Salud femenina. Los antiespasmódicos no sólo relajan el tracto digestivo, sino otros músculos suaves, como el útero, dando credibilidad al uso de la milenrama para dolores menstruales.

Sedante. La milenrama también contiene una pequeña cantidad de tujón, una sustancia química hipnotizante, cuyos efectos son semejantes a los de la mariguana. El hecho de que contenga tujón apoya el uso tradicional de la milenrama como sedante.

Cómo usarla

Para el tratamiento de las heridas, presione hojas frescas y las copas de las flores sobre cortes y rasguños mientras va camino a lavarlas y vendarlas.

Para preparar una infusión tranquilizante que ayude a la digestión o al tratamiento de los dolores menstruales, use una o dos cucharaditas de la hierba seca por cada taza de agua hirviendo. Déjela en infusión de 10 a 15 minutos. Tome hasta tres tazas al día. La milenrama tiene cierto sabor astringente, picantito y amargo. Para mejorarlo, agregue miel, azúcar o limón, o mézclela con algún preparado a base de hierbas.

Para promover la curación, aplíquela externamente limpiando heridas e inflamaciones.

En tintura, use ½ cucharadita hasta tres veces al día.

No se deben dar preparaciones medicinales de milenrama a niños menores de 2 años. Para niños más grandes y personas mayores de 65 años, comience con preparaciones ligeras y hágalas más fuertes si es necesario.

La seguridad ante todo

Los extractos de milenrama sin el tujón han sido aprobados por la Dirección de Alimentación y Fármacos de los EE.UU. (*FDA* por sus siglas en inglés) en bebidas. Para personas generalmente sanas, no embarazadas, que no estén amamantando, la milenrama se considera segura en las cantidades típicamente recomendadas. Debe usarse en cantidades medicinales sólo bajo supervisión médica. Si produce molestias menores, como sarpullido o diarrea, use menos o deje de usarla. Informe a su médico sobre cualquier efecto desagradable o si los síntomas contra los que la use no mejoran en forma significativa en dos semanas.

Papaya

Auxiliar tropical para la digestión

Los libros de cocina advierten que la gelatina no cuaja si le añade piña. Lo mismo sucede, y más, si añade papaya (fruta bomba, lechosa). Ambas frutas contienen enzimas digestivas que impiden que las proteínas de la gelatina solidifiquen. Las poderosas enzimas de la papaya son la clave para su valor como auxiliar digestivo.

Sus poderes curativos

La hoja de la papaya, el látex y el fruto contienen algunas enzimas digestivas que la hacen un auxiliar digestivo y un buen ablandador, o sea, lo ayuda a 'predigerir' la carne. El látex contiene la mayor parte de enzimas, seguido por las hojas, y por último el fruto, aunque este aún contiene suficientes enzimas para ayudar a la digestión.

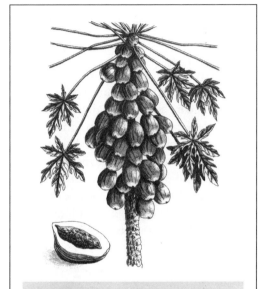

Familia: Caricaceae; otros miembros incluyen chirimoya

Género y especie: *Carica papaya*

También conocida como: Fruta bomba, lechosa, *papaya*

Partes usadas: Fruto, hojas y látex

Auxiliar digestivo. La enzima digestiva más importante de la papaya es la papaína, semejante a la pepsina, que es la enzima digestiva humana que nos ayuda a descomponer las proteínas. De hecho, la papaína es a veces llamada pepsina vegetal. Otras enzimas de la hierba incluyen una semejante a la renina humana, que descompone las proteínas de la leche, y otra similar a la pectasa, que ayuda a digerir los almidones.

Prevención de úlceras. Un estudio con animales mostró que la papaya ejerce un efecto directo sobre el estómago para prevenir las úlceras.

Dos grupos de animales de experimentos fueron alimentados con dosis altas de inductores de úlceras: aspirina y esteroides. Aquellos alimentados con papaya por seis días antes de recibir la medicina desarrollaron una cantidad significativamente menor de úlceras. Este resultado sugiere que la papaya puede ser de particular beneficio para quienes sufren artritis y toman altas dosis de aspirina, y para quienes padecen inflamaciones y toman esteroides.

Cómo usarla

La papaya se encuentra madura cuando está suave. Sabe igual al melón de cáscara verde (melón chino). Coma un poco como aperitivo antes de las comidas para ayudar a su digestión.

Para preparar una infusión de buen sabor que ayude a su digestión, use de una a dos cucharaditas de hojas secas por cada taza de agua hirviendo. Déjela en infusión durante diez minutos. Tómela durante o después de los alimentos, especialmente aquellos altos en proteínas (carne roja y lácteos). No hierva las hojas de papaya porque, al hervir, la papaína se desactiva.

Se puede dar papaya a niños menores de 2 años. Si se les da té de la hoja de papaya, se debe hacer con cautela.

La seguridad ante todo

Mujeres embarazadas pueden comer con moderación el fruto maduro de la papaya, pero deben alejarse del látex y de las dosis medicinales de las hojas. Esta hierba fue usada en muchas culturas como inductor de la menstruación y del parto. Además, un estudio en el que se les administró oralmente la papaína a animales experimentales mostró que causa defectos congénitos y muerte fetal. Se han reportado algunas reacciones alérgicas, incluyendo asma.

El látex de la papaya puede causar inflamación del estomago. Para personas adultas generalmente sanas que no estén embarazadas o amamantando, la papaya se considera segura en las cantidades típicamente recomendadas.

Debe usarse en cantidades medicinales sólo bajo supervisión médica. Si causa molestias menores, como malestar estomacal, use menos o deje de usarla. Informe a su médico sobre cualquier efecto desagradable o si los síntomas contra los que la use no mejoran considerablemente en dos semanas.

PASIONARIA

Para la tensión y el insomnio

Al rededor del año 1560, veinte años después de que Francisco Pizarro había reprimido brutalmente la última rebelión de los incas y los había forzado a convertirse al Cristianismo, el doctor sevillano Nicolás Monardes andaba por los altos de los Andes peruanos. Le remordía la conciencia por las barbaridades que sus compatriotas habían cometido. Buscó en las tierras altas alguna señal de aprobación divina de la conquista española y pensó que la había encontrado en una vid que tenía una flor grande y hermosa con partes que parecían evocar la Pasión de Cristo.

Para el Dr. Monardes, los tres pistilos de la planta representaban los tres clavos de la Cruz. Su ovario parecía un martillo, su corola evocaba la corona de espinas, y sus diez pétalos sugerían a los

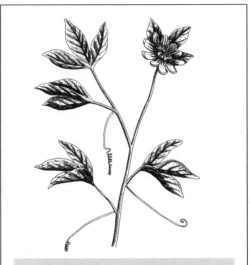

Familia: Passifloraceae; otros miembros incluyen granadilla, calabaza dulce, madreselva, azalea viscosa de Jamaica

Género y especie: *Passiflora incarnata*

También conocida como: Pasiflora, *passionflower*

Partes usadas: Hojas

diez verdaderos apóstoles (los doce originales menos Judas, el traidor, y Pedro, quien negó a Cristo). Monardes le puso el nombre de pasionaria.

Algunos herbolarios mal informados recomiendan té de pasionaria como afrodisíaco, confundiendo la Pasión de Cristo con otro tipo de pasión. Sin embargo, esta hierba no tiene ningún efecto de estimulación sexual. Todo lo contrario: tiene potencial para ser tranquilizante leve y tal vez sea útil para tratar ansiedad, estrés, insomnio y hasta para prevenir ataques al corazón.

Sus poderes curativos

Tranquilizante y sedante. Parece contradictorio, pero la pasionaria contiene sustancias que potencialmente son tranquilizantes (maltol, etil-maltol y flavonoides), así como sustancias que potencialmente son estimulantes (sustancias químicas de harmalina). Varios investigadores concluyen en que la hierba tiene una "actividad compleja" en el sistema nervioso central. Por lo general, tiene efectos sedantes suaves a pesar de contener algunos estimulantes. En Europa, la pasionaria es un ingrediente en muchos preparados sedantes. No es narcótica, por tanto no es necesaria una receta médica para conseguirla y no existe riesgo de adicción.

Auxiliar digestivo. La pasionaria puede relajar el suave revestimiento muscular del tracto digestivo, lo que la hace antiespasmódica y, por lo tanto, da credibilidad a su uso tradicional como auxiliar digestivo.

Salud femenina. Los antiespasmódicos relajan no sólo el tracto digestivo sino los músculos suaves, como el útero, lo que también le da credibilidad al uso tradicional de la pasionaria para aliviar las molestias menstruales.

Tratamiento para heridas. Un estudio sugiere que la pasionaria ayuda a aliviar el dolor. Otros dos prueban que mata mohos, hongos y bacterias, lo que respalda el uso que le daban los indios y eclécticos como tratamiento para las heridas.

Posibilidades interesantes. En estudios con animales, las sustancias químicas de la pasionaria dilatan las arterias coronarias. Éstas, cuando se obstruyen, pueden ocasionar ataques al corazón, de modo que esta hierba puede ayudar a prevenirlos. Las enfermedades cardíacas son una afección grave que requiere cuidado profesional; si desea incorporar la pasionaria en su plan general de tratamiento, hágalo sólo bajo consulta médica.

Cómo usarla

Como primeros auxilios en el jardín, machaque unas cuantas hojas y pétalos de pasionaria y colóquelos en heridas menores mientras va camino a lavarlas y vendarlas.

Para preparar una infusión de sabor agradable que puede ayudarlo a relajarse, dormirse o a lidiar con las cardiopatías, use una cucharadita de hojas secas por cada taza de agua hirviendo. Déjela en infusión de 10 a 15 minutos. Para el insomnio, beba una taza antes de ir a la cama. Para otros usos, beba hasta tres tazas al día.

En tintura, use de $\frac{1}{4}$ a 1 cucharadita hasta tres veces al día.

No se debe dar la pasionaria a niños menores de dos años. Para niños mayores y adultos de más de 65 años de edad, comience con una preparación ligera y hágala más fuerte si es necesario.

La seguridad ante todo

La literatura médica no informa sobre ningún daño producido por la pasionaria. Sin embargo, los compuestos de harmalina de la hierba son estimulantes del útero. En general, la pasionaria no se asocia con el aborto espontáneo, pero la prudencia sugiere que las mujeres embarazadas deben abstenerse de usarla, ya que tiene propiedades complejas que actúan sobre el sistema nervioso central.

Algunas fuentes advierten que la hierba contiene cianuro, un veneno potente. No obstante, esto es un error botánico. La pasionaria azul ornamental (*P. caerulea*) contiene el veneno. La hierba curativa, *P. incarnata*, no lo contiene. Cuando la compre asegúrese de que la hierba sea *P. incarnata*.

Otras precauciones

Para personas generalmente sanas, no embarazadas y que no estén amamantando y que no tomen otros tranquilizantes o sedantes, la pasionaria se considera segura en las cantidades típicamente recomendadas.

Debe usarse en cantidades medicinales sólo bajo supervisión médica. Si produce molestias menores, como malestar estomacal o diarrea, use menos o deje de usarla. Informe a su médico sobre cualquier efecto desagradable o si los síntomas contra los que la utiliza no mejoran notablemente en dos semanas.

PIMIENTO ROJO

Pica la enfermedad

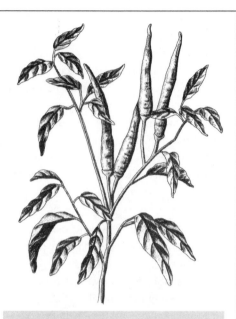

Familia: Solanaceae; otros miembros incluyen papas, tomates, berenjena y tabaco; hierba mora; dulcamara; belladona; beleno

Género y especie: *Capsicum anuum, C. frutescens*

También conocido como: Chile pimienta, chile de Cayena, pimienta africana, pimienta de Tabasco, pimienta larga y corta de Luisiana, *red pepper, chile pepper*

Partes usadas: Fruta

El gusto picante y el color rojo brillante del pimiento rojo, que muchos conocen como chile rojo, lo hacen una de las más notables especies del mundo. Obviamente, hay muchos tipos de pimientos rojos. En este capítulo, cuando decimos pimiento rojo, nos referimos a la clase entera de pimientos rojos que contienen capsaicina, el compuesto químico que les da su "picapica". Por lo tanto, esto excluye a los ajíes dulces, los ajíes cachuchas y los pimientos rojos en forma de campana, los cuales se conocen como ajíes rojos en algunos países latinoamericanos.

Sea cual sea su nombre, resulta ahora que esta hierba se ha hecho tan fuerte en la curación como lo es para el paladar. Extractos de los pimientos rojos han probado su eficacia para calmar ciertos tipos de severos dolores crónicos. También pueden ayudar a la digestión.

Miremos ahora lo que la ciencia nos revela sobre sus propiedades curativas.

Sus poderes curativos

La ciencia moderna respalda los usos tradicionales de esta hierba como auxiliar digestivo y calmante del dolor.

Auxiliar digestivo. El pimiento rojo ayuda la digestión estimulando el flujo de saliva y las secreciones estomacales. La saliva contiene enzimas que empiezan a desintegrar los carbohidratos, mientras los jugos gástricos contienen ácidos y otras sustancias que más adelante digieren los alimentos.

En culturas con cocina insípida como la norteamericana, la gente piensa que los alimentos muy condimentados dañan el estómago y contribuyen a las úlceras. Pero no es así. En un estudio publicado por el *Journal of the American Medical Association* (Revista de la Asociación Médica de los Estados Unidos), los investigadores usaron una pequeña cámara de video para examinar el revestimiento estomacal de algunos individuos después de que comieron alimentos insípidos y alimentos sazonados con pimientos (chiles) jalapeños. Informaron que no había diferencia en la condición de los estómagos y concluyeron: "La ingestión de alimentos muy condimentados por un individuo normal no está asociada con ningún daño gastrointestinal".

Diarrea. Como muchas especias culinarias, el pimiento tiene propiedades antibacterianas, lo que posiblemente explique el alegato de que ayuda a calmar la diarrea infecciosa.

Dolor crónico. Por siglos, los herbolarios han recomendado frotarse el pimiento rojo en la piel para tratar dolores musculares y de las articulaciones. Desde el punto de vista médico, esto es conocido como contrairritante, un tratamiento que causa poco dolor superficial y distrae a la persona del dolor más severo y profundo. Algunos contrairritantes de capsaicina se consiguen sin receta, entre ellos el *Heet*, *Stimurub* y *Omega Oil*.

Recientemente, sin embargo, el pimiento ha mostrado poseer propiedades realmente calmantes para ciertas clases de dolor crónico. Por razones aún no comprendidas por completo, la capsaicina interfiere con la acción de la "sustancia P", sustancia química en los nervios periféricos que envían los mensajes de dolor al cerebro. Algunos estudios recientes muestran que la capsaicina es tan eficaz para quitar una clase particular de dolor crónico como dos de las marcas de cremas de capsaicina, *Zostrix* y *Axsain*, que ganaron la aprobación de la Dirección de Alimentación y Fármacos de los EE.UU. (*FDA* por sus siglas en inglés).

Herpes zoster (zona). *Zostrix* es el tratamiento más eficaz inventado hasta ahora para el dolor severo y crónico que sigue a la enfermedad conocida como herpes zoster. El herpes zoster es una enfermedad de adultos causada por el mismo virus que les produce varicela a los niños. El virus permanece latente en el cuerpo hasta que, más adelante, por razones desconocidas, reaparece en algunos individuos como herpes zoster, causando una erupción en un lado del cuerpo que va progresando de ronchas rojas a ampollas que recuerdan la varicela. Por otro lado, en adultos sanos, la zona desaparece por sí misma en tres semanas. Pero algunos individuos —por lo común los mayores o quienes padecen otras enfermedades, como la enfermedad de Hodgkin—, sufren severos dolores crónicos, afección que los médicos llaman neuralgia posherpética. Ahora, gracias a la capsaicina no tienen que sufrir tanto.

Dolor de pie diabético. La capacidad de la capsaicina para quitar el dolor también ha conducido a su uso en el tratamiento del fuerte dolor de pie y tobillo conocido como síndrome del pie que arde, que afecta a aproximadamente la mitad de todos los diabéticos. En un estudio, el 71 por ciento de diabéticos reportaron una mejoría significativa después de cuatro semanas. La FDA ha aprobado una preparación de capsaicina, *Axsain*, para usarla en el tratamiento de esta molestia.

Cefalea en racimos. Un informe de *Environmental Nutrition* (Nutrición Ambiental) mostró que la capsaicina también ayuda a calmar la cefalea en racimos (*cluster headaches*), que es un dolor muy fuerte en un lado de la cabeza. En este estudio, algunas personas con cefalea en racimos se untaron una preparación de capsaicina dentro de los senos nasales y fuera de la nariz. A los cinco días, el 75 por ciento reportó menos molestias y dolor de cabeza. También informaron de ardor en los senos nasales y que la nariz se les goteaba, pero estos efectos secundarios cedieron en una semana.

Posibilidad interesante. El pimiento puede ayudar a eliminar el colesterol y prevenir males cardíacos, de acuerdo con dos estudios hechos en la India y los Estados Unidos. Sería prematuro recomendar el pimiento rojo como un medio para reducir el colesterol y tratar males cardíacos, pero esta especia común en la cocina puede, algún día, jugar su papel en esta área.

Cómo usarlo

En la comida, sazone para dar sabor, pero sea precavido. Demasiado puede quemar la boca.

Para preparar una infusión que ayude a la digestión y quizá reduzca el riesgo de males cardíacos, use de ¼ a ½ cucharadita por cada taza de agua hirviendo. Tómelo después de las comidas.

Para aplicaciones externas contra el dolor, mezcle de ¼ a ½ cucharadita por cada taza de aceite vegetal tibio y frótelo en las áreas afectadas.

No se debe dar el pimiento rojo a niños menores de 2 años. Para niños mayores, empiece con una dosis pequeña y use más si es necesario. Personas mayores de 65 años a menudo pierden el gusto y la sensibilidad de los nervios de la piel y pueden requerir más que los jóvenes.

La seguridad ante todo

Picar pimientos puede provocar ardor en las puntas de los dedos, afección designada como mano Hunan, porque fue identificada primero en un hombre que estaba preparando una receta china de la provincia de Hunan que requería picar muchos de estos frutos picantes. El hombre terminó en una sala de emergencia con un fuerte dolor en la mano.

El pimiento rojo no se quita fácilmente de las manos. (Lavándose con vinagre se elimina mejor.) Aun con un lavado cuidadoso, la picante hierba puede permanecer en las puntas de los dedos por horas y causar severo ardor en los ojos, si los dedos contaminados los tocan. Use guantes de goma cuando rebane pimientos rojos.

Un estudio francés muestra que el pimiento aumenta la resistencia a la infección. Algunas especies que combaten las bacterias pueden espolvorearse sobre las cortadas para ayudar a prevenir infecciones, pero no haga esto con el pimiento rojo. Arde terriblemente.

El pimiento rojo no se ha asociado con el inicio de la menstruación desde el siglo XVII, pero algunas investigaciones sugieren que sus tallos y hojas —no los frutos en polvo, que son de uso común— estimulan las contracciones uterinas en animales. Mujeres embarazadas y quienes desean concebir deben quedarse con los frutos en polvo.

Otras precauciones

El pimiento rojo está en la lista de hierbas consideradas generalmente seguras de la FDA. Para personas generalmente sanas, mujeres no embarazadas que no estén amamantando, se considera seguro en las pequeñas cantidades típicamente recomendadas.

Debe usarse en cantidades medicinales sólo bajo supervisión médica. Si causa molestias menores, como malestar estomacal, diarrea o ardor durante la defecación, use menos o deje de usarlo. Informe a su médico sobre cualquier efecto desagradable o si los síntomas contra los que lo usa no mejoran en forma significativa en dos semanas.

PSYLLIUM

Un laxante conveniente para el colesterol

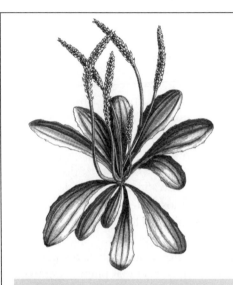

Familia: Plantaginaceae; otros miembros incluyen cerca de 250 especies de plantago, incluyendo el *psyllium* menor

Género y especie: *Plantago psyllium*

También conocida como:
Llantén de agua, plantago, plantaína, *psyllium*

Partes usadas: Semillas

Si se menciona el *psyllium*, la mayoría de las personas no sabrán de qué se trata. En cambio, si les hablamos del laxante *Metamucil*, en seguida reconocerán el nombre y para qué se usa, debido a la extensa propaganda que se le ha dado a este producto. Lo irónico es que el *Metamucil* en realidad no es nada más que el mismo *psyllium,* sólo que se le ha agregado un poquito de edulcorante, colorante y aromatizante. Esta hierba es uno de los laxantes más seguros y suaves del mundo, y por eso es que ha tenido su lugar en la medicina a base de hierbas por muchos siglos. Recientemente, los científicos descubrieron que la hierba tiene otra capacidad inesperada — la de reducir el colesterol.

Sus poderes curativos

Una sustancia absorbente de agua llamada mucílago forma hasta un 30 por ciento del recubrimiento de la semilla del *psyllium*. Cuando se ponen en contacto con agua, las semillas de *psyllium* se hinchan diez veces más que su tamaño normal y se vuelven gelatinosas. El uso de la hierba para la diarrea y el estreñimiento se debe al mucílago.

Diarrea. El *psyllium* absorbe el exceso de líquidos en el tracto intestinal y restaura la consistencia normal a la materia fecal.

Estreñimiento. La acción del *psyllium* aumenta el volumen de la materia fecal. Cuando ésta se hace más grande, presiona la pared del colon y produce las contracciones tipo onda (la peristalsis) que conocemos como la necesidad de ir al baño. Algunas personas con estreñimiento tienen heces fecales duras y densas que son difíciles de evacuar. La acción absorbente del *psyllium* disminuye la densidad de las heces fecales y ayuda a lubricar su paso. Hay estudios que muestran que una cucharadita de semillas de *psyllium* tres veces al día generalmente produce un alivio considerable.

Hemorroides. El *psyllium* también proporciona cierto alivio al dolor, sangrado y la picazón de las hemorroides, según un informe publicado en *Diseases of the Colon and Rectum* (Enfermedades del Colon y el Recto).

Reduce el colesterol. Las noticias más interesantes sobre esta hierba actualmente es que puede disminuir los niveles del colesterol. Según un estudio publicado en *Archives of Internal Medicine* (Archivos de la Medicina Interna), las personas que toman una cucharadita de semillas de la hierba tres veces al día durante ocho semanas experimentan reducciones significativas en los niveles de colesterol en la sangre. Los investigadores concluyeron que muchas personas con el colesterol elevado pueden beneficiarse de la acción del *psyllium* y evitar, así, tomar medicamentos con este fin.

Un estudio semejante de doce semanas publicado en la *Journal of the American Medical Association* (Revista de la Asociación Médica de los Estados Unidos) muestra que el *psyllium* reduce el colesterol en un 5 por ciento. Los especialistas en cardiopatías afirman que por cada disminución de a 1 por ciento de colesterol, se reduce el riesgo de un ataque al corazón en un 2 por ciento. Sacando la cuenta, parece que esta reducción del 5 por ciento del colesterol se traduce en una disminución del 10 por ciento en el riesgo de sufrir un ataque al corazón.

Además, el *psyllium* es más seguro que las medicinas de receta que por lo general se administran para reducir el colesterol. Si usted toma estos medicamentos, pregunte a su médico sobre el uso de semillas de *psyllium* como sustituto o complemento de su tratamiento.

Posibilidades interesantes. Un estudio probó que el *psyllium* protege los intestinos de los animales de laboratorio del daño provocado por los tóxicos aditivos de alimentos. El *psyllium* aumenta el volumen de las heces fecales de los animales, y por consiguiente las sustancias químicas tóxicas tienen menos contacto con tejidos intestinales sensibles y menos oportunidad de causar daño. Los investigadores piensan que este mismo mecanismo explica por qué una dieta alta en fibras se asocia con un menor riesgo de cáncer de colon y recto. No hay estudios que muestren que el *psyllium* ayuda a prevenir este tipo de cáncer, que es la causa principal de muertes por cáncer entre los no fumadores. Sin embargo, la Sociedad de Cáncer de los Estados Unidos recomienda una dieta alta en fibras como el *psyllium* para posiblemente prevenir este tipo de cáncer.

Cómo usarlo

Para aprovechar su poder como laxante o para controlar los niveles de colesterol, tome 1 cucharadita de semillas tres veces al día con las comidas y con bastante agua. El *psyllium* no tiene olor y casi no tiene sabor, pero tiene una textura arenosa que, para algunas personas, resulta desagradable. Si toma una preparación comercial, siga las instrucciones en el paquete.

No se debe dar el *psyllium* a niños menores de 2 años. Si su bebé o niño parece que está estreñido, consulte a su médico.

La seguridad ante todo

Como laxante, reductor de colesterol y posible preventivo del cáncer, el *psyllium* no funciona solo; las semillas solamente se inflan con agua. Si toma *psyllium* pero no bebe más agua, usted podría terminar como el hombre cuyo intestino se le obstruyó por completo con un enorme tapón de *psyllium*. Por supuesto, él requirió cirugía abdominal.

Inhalar polvo de semillas de *psyllium* puede desencadenar una reacción alérgica. Por lo tanto, una persona que es sensible al *psyllium* podría tener síntomas de alergia al ingerirlo. Las reacciones alérgicas severas son extremadamente raras, pero si comienza a tener dificultad para respirar después de ingerirlo, inmediatamente busque ayuda de emergencia.

El *psyllium* no tiene antecedentes como inductor de la menstruación, pero otras especies de *Plantago* sí los tienen. El estreñimiento es una molestia común del embarazo. Las mujeres embarazadas deben evitar el *psyllium*, así como otros laxantes, y controlar su estreñimiento con alimentos altos en fibra, como las frutas, las verduras y los productos hechos de pan integral.

El *psyllium* debe usarse en cantidades medicinales sólo bajo supervisión médica. Si produce molestias leves, como malestar estomacal o diarrea, use menos o deje de usarlo. Informe a su médico sobre cualquier efecto desagradable o si los síntomas contra los que lo usa no mejoran de forma significativa en dos semanas.

REGALIZ

Bueno pero polémico

El regaliz (orozuz) es una de las hierbas curativas más beneficiosas, y también una de las más polémicas. Sus defensores alegan que se ha utilizado en forma segura en todo el mundo por miles de años para tratar los, resfriados (catarros), urticaria, artritis, úlceras, hepatitis, cirrosis e infecciones. Sus críticos conceden que tiene eficacia, pero insisten en que sus "efectos secundarios potencialmente peligrosos para la salud" lo convierten en algo demasiado peligroso para usar.

Los extractos de regaliz han causado algún daño en algunos casos cuando se usaron en grandes cantidades. No obstante, para adultos generalmente sanos que usan regaliz con moderación, los beneficios son mucho mayores que los riesgos.

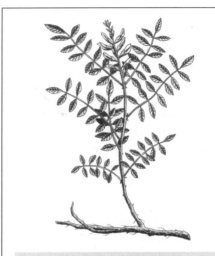

Familia: Leguminosae; otros miembros incluyen frijoles (habichuelas) y chícharos (guisantes)

Género y especie: *Glycyrrhiza glabra*

También conocido como: Alcazuz, alcazul, orozuz, palo dulce, regalicia, regaliza, *licorice*

Partes usadas: Rizoma y raíces

Sus poderes curativos

Como señala su nombre griego, raíz dulce, el regaliz es 50 veces más dulce que el azúcar. Contiene un notable compuesto químico (ácido glicirretínico o *GA* por sus siglas en inglés) que ofrece una amplia gama de beneficios, aunque se ha formado una polémica enconada sobre los riesgos de esta raíz dulce.

Remedio contra la tos. Varios estudios respaldan el uso antiguo del regaliz como remedio contra la tos. El GA tiene algunas propiedades antitusivas. En Europa, se usa en forma generalizada en fórmulas contra la tos.

Úlceras. En 1946, un farmacéutico holandés había notado que los dulces y remedios contra la tos a base de regaliz eran muy populares entre los clientes que tenían úlcera gastrointestinal, quienes le habían dicho que la hierba proporcionaba mejor y más duradero alivio que los otros medicamentos contra su enfermedad. Intrigado, el farmacéutico publicó un informe en una revista médica holandesa.

Poco después se publicaron estudios en *Lancet* (Lanceta) y en la *Journal of the American Medical Association* (Revista de la Asociación Médica de los Estados Unidos) que demostraban que el GA concentrado, extraído del regaliz, cura las úlceras tanto en animales como en humanos. Lamentablemente, también provoca hinchazón de los tobillos, un signo clásico de la retención de líquidos. La retención de líquidos es potencialmente grave. Puede resultar en presión arterial alta, un peligro para las mujeres embarazadas o que están amamantando y para cualquiera que sufra de diabetes, glaucoma, hipertensión, enfermedades del corazón o que tenga un historial de derrame cerebral.

Hacia fines de la década de los 70, la medicina convencional contaba con un fármaco asombrosamente eficaz contra la úlcera: la cimetidina (*Tagamet*), uno de los medicamentos más empleados en el mundo. ¿Cuán eficaz es el GA en comparación con el *Tagamet*? Ambos se compararon mediante varios estudios. El *Tagamet* era más eficaz para las úlceras estomacales, pero los dos resultaron igualmente eficaces para pequeñas úlceras intestinales (duodenales), aunque el extracto de regaliz brindaba mejor protección contra las recaídas. Pero la retención de líquidos como efecto secundario seguía siendo un problema.

Con el tiempo, los investigadores comprendieron por qué el GA causaba la retención de líquidos. El GA actúa como aldosterona, que es la hormona suprarrenal que participa en el metabolismo de la sal y el agua. Grandes cantidades de esta hormona pueden provocar un estado patológico potencialmente grave que se llama seudoaldosteronismo, cuyos síntomas son dolor de cabeza, letargo, retención de líquidos, hipertensión y posiblemente fallo cardíaco.

Afortunadamente, los científicos descubrieron que podían conservar los beneficios del regaliz para curar la úlcera y eliminar sus efectos hormonales secundarios al sacarle el 97 por ciento del GA y crear una nueva medicina a base de hierbas: el regaliz desglicirrizinado (*DGL* por sus siglas en inglés).

Al publicarse estudios en revistas europeas y británicas que demostraban la eficacia del DGL contra la úlcera, los investigadores estadounidenses, que habían descartado el GA por considerarlo demasiado riesgoso, consideraron esta nueva sustancia. Pero resulta que a fines de la década de los años 70, se hicieron varios estudios con DGL que habían sido preparado incorrectamente y se obtuvieron resultados que hicieron que el DGL pareciera completamente ineficaz contra las úlceras. Con estos resultados desafortunados, terminó el interés científico en el DGL en los Estados Unidos. Resulta que las preparaciones de DGL en esos estudios liberaban muy poca medicina, lo que los científicos llaman una biodisponibilidad pobre.

Actualmente, el DGL aún no ofrece mucho interés para los investigadores estadounidenses, pero los estudiosos europeos siguen publicando resultados impresionantes. Un estudio de doce semanas con 874 pacientes que padecían úlcera duodenal, que fue publicado en la *Irish Medical Journal* (Revista Médica Irlandesa), demostraba que el DGL curaba las úlceras más rápidamente que el *Tagamet* sin efectos hormonales secundarios.

Si estudios futuros confirman tales resultados, los médicos de los Estados Unidos podrán, algún día, usar el DGL para tratar úlceras duodenales. Mientras tanto, quienes las padecen y estén interesados en incorporar regaliz en sus planes de tratamiento deben consultar con su médico sobre esto.

Artritis. El regaliz también tiene propiedades antiinflamatorias y antiartritis. Un estudio demostró que el GA podía aplicarse como las cremas de hidrocortisona para combatir inflamaciones de la piel, como el eczema. Estos hallazgos llevaron a estudios que probaron que el regaliz, por vía interna, también tiene efectos antiinflamatorios, específicamente, efectos antiartríticos. Quienes padecen artritis y estén interesados en usar regaliz deben hablar sobre esto con su médico.

Herpes. Según un estudio publicado en *Microbiology and Inmunology* (Microbiología e Inmunología), el regaliz estimula la producción de células de interferón, que es un compuesto antiviral producido por el propio cuerpo. No sorprende que otros estudios demuestren que el regaliz ayude a combatir el virus *Herpes simplex*, el virus que causa herpes genital y labial. La raíz de regaliz en polvo, aplicada en las heridas limpias, puede ayudar a curar el herpes.

Infecciones. Algunos estudios de laboratorio prueban que el regaliz también combate las bacterias que causan enfermedades (como *Staphylococci y Streptococci*) y los hongos responsables de las infecciones vaginales por levadura (*Candida albicans*). La raíz de regaliz en polvo, espolvoreada sobre las heridas limpias, puede ayudar a prevenir infecciones.

Hepatitis y cirrosis. Los médicos chinos han empleado regaliz durante siglos para tratar problemas del hígado. Estudios asiáticos prueban que ayuda a controlar la hepatitis y a mejorar la función hepática de personas con cirrosis. Hepatitis y cirrosis son enfermedades graves que requieren cuidados profesionales. Si quiere probar regaliz para problemas hepáticos, consulte a su médico.

Posibilidad interesante. El estímulo al sistema inmunológico puede explicar por qué el regaliz tiene una actividad inhibidora de melanomas (tumores) cancerosos en los animales experimentales. Sería demasiado prematuro considerar al regaliz como un tratamiento contra esta enfermedad, pero en el futuro podría serlo.

Cómo usarlo

Para ayudar a prevenir infección de heridas, espolvoree regaliz en rasguños menores después de lavarlos con agua y jabón. También puede usarse de este modo sobre heridas causadas por herpes, pero consulte con su médico antes de hacerlo.

Para ayudar a aliviar el dolor de garganta, añada una pizca del regaliz dulce a cualquier té a base de hierbas.

Si desea beneficiarse de la acción curativa más poderosa del regaliz —específicamente contra enfermedades del hígado, úlceras o artritis—, hable con su médico sobre la hierba. Para preparar una decocción contra infecciones, ponga a hervir a fuego lento $\frac{1}{2}$ cucharadita de hierba en polvo por cada taza de agua durante diez minutos. Beba hasta dos tazas al día.

En tintura, utilice de $\frac{1}{2}$ a 1 cucharadita hasta dos veces al día.

No se debe dar regaliz a niños menores de 2 años de edad. Para niños mayores y personas de más de 65 años, comience con preparaciones ligeras y hágalas más fuertes si es necesario.

La seguridad ante todo

Las revistas de los Estados Unidos se han demorado en reconocer los éxitos del regaliz, pero sí han escrito bastante sobre su potencial para causar seudo-aldosteronismo. Este es un problema serio que sí puede presentarse y algunas personas no deben usar regaliz. Sin embargo, la mayoría de la gente puede usarlo con confianza si lo hace moderadamente.

No se ha informado sobre ningún problema causado por los palos de regaliz o la hierba en polvo. Los problemas —cerca de 25 informes en la literatura médica del mundo— han sido provocados por extractos de regaliz altamente concentrados que se utilizan en algunos dulces, laxantes y productos tabacaleros. La mayoría son el resultado del consumo excesivo de los dulces a base de regaliz.

Recuerde, sin embargo, que casi todo el "regaliz" de los Estados Unidos contiene anís, no regaliz; el verdadero se vende en tiendas especializadas. La *Journal of the American Medical Association* (Revista de la Asociación Médica de los Estados Unidos) cuenta el caso de un hombre que comió, a diario, de 2 a 4 onzas (56 a 113 g) de dulces hechos de regaliz auténtico durante siete años, lo que le provocó debilidad y disfunciones hormonales que requerían hospitalización. Otra víctima de sobredosis comió a diario más de una libra (casi medio kilo) de dulces de regaliz durante nueve días. Él también requirió tratamiento en el hospital.

Otras precauciones

A pesar de que se haya publicado tanto sobre sus riesgos potenciales, la Dirección de Alimentación y Fármacos de los EE.UU. (*FDA* por sus siglas en inglés) incluye al regaliz en su lista de hierbas generalmente consideradas seguras.

Para personas generalmente sanas, mujeres no embarazadas, que no estén amamantando, no padezcan diabetes, glaucoma, presión arterial alta o historial de cardiopatías o derrame cerebral y que no estén tomando medicamentos, el regaliz se considera relativamente seguro en las cantidades típicamente recomendadas por períodos breves.

Debe usarse en cantidades medicinales sólo bajo supervisión médica. Si produce molestias menores, como malestar estomacal, cara hinchada, hinchazón de tobillos, dolor de cabeza, debilidad, letargo o diarrea, use menos o deje de usarlo. Informe a su médico sobre cualquier efecto desagradable o si los síntomas contra los que lo usa no mejoran en forma significativa en dos semanas.

ROMERO

El sabroso conservante natural

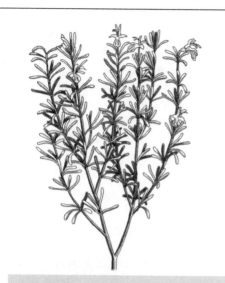

Familia: Labiatae; otros miembros incluyen las mentas

Género y especie: *Rosmarinus officinalis*

También conocida como: Rosamarina, *rosemary*

Partes usadas: Hojas

Miles de años antes de que existiera la refrigeración, los pueblos antiguos notaron que al envolver la carne en hojas molidas de romero, se conservaba y adquiría un aroma fresco y un sabor agradable. Hasta hoy, esta hierba es una de las favoritas para los platillos a base de carne; y su capacidad como conservante es la razón principal de su uso en la curación a base de hierbas.

La capacidad del romero para conservar la carne provocó la creencia de que ayudaba a conservar la memoria. Los estudiantes griegos usaban guirnaldas de romero para ayudarse a recordar. Al paso de los siglos, se incorporó en las ceremonias matrimoniales como símbolo de fidelidad entre los esposos y en los funerales para que los vivos recordaran a los muertos. En *Hamlet*, Ofelia le regala a Hamlet una varita y le dice "aquí hay romero . . . para recordar".

Sus poderes curativos

Aunque el romero no garantice las más altas notas en los exámenes, un matrimonio feliz o el recuerdo vívido de alguien que se nos fue, por lo menos los antiguos sí tenían razón al utilizarlo para conservar la carne.

Previene la intoxicación por alimentos. Una de las razones por las que la carne se pudre es que las grasas se oxidan y se hacen rancias. El romero y su aceite contienen sustancias químicas altamente antioxidantes; incluso podemos comparar su poder de preservar con los conservantes alimenticios comerciales como BHA y BHT.

La acción conservante del romero puede ayudar a prevenir la intoxicación por los alimentos. La próxima vez que vaya de picnic, mezcle las hojas trituradas generosamente en su carne para hamburguesas, atún, pastas y ensalada de papas.

Auxiliar digestivo. Como casi todas las hierbas culinarias, el romero puede ayudar a relajar el suave revestimiento muscular del tracto digestivo (lo que lo hace un antiespasmódico). Parece que los antiguos sabían lo que hacían al utilizarlo como auxiliar digestivo.

Descongestionante. Como otras hierbas aromáticas, el romero ayuda a aliviar la congestión de las vías respiratorias causada por resfriado (catarro), gripe o alergias.

Prevención de infecciones. El romero contiene las sustancias unas químicas que pueden ayudar a combatir las bacterias y hongos que provocan infecciones e intoxicación por los alimentos. Para las heridas menores causadas en el jardín, unte las hojas trituradas del romero fresco sobre la piel antes de lavarse y vendarse.

Salud femenina. Los antiespasmódicos no sólo relajan el tracto digestivo sino también otros músculos suaves, como el útero. Como antiespasmódico, en teoría el romero calma el útero, pero los investigadores italianos han descubierto que sucede exactamente lo contrario.

Las mujeres embarazadas deben evitar a todo costo cualquier preparación hecha a base de esta hierba; las demás pueden utilizar romero para inducir su menstruación.

Cómo usarlo

Para preparar una infusión de agradable aroma para entonar el estómago o destapar la nariz, use una cucharadita de romero triturado por cada taza de agua hirviendo. Déjelo en infusión de 10 a 15 minutos y beba hasta tres tazas al día. En forma de tintura, use de ¼ a ½ cucharadita hasta tres veces al día.

Se pueden dar —con mucha cautela— preparados diluidos a niños menores de 2 años.

HIERBA PARA AMAR Y CONTROLAR

Durante la Edad Media, la asociación del romero con el matrimonio dio paso a su uso como amuleto para el amor. Si una persona joven tocaba a otra con romero en flor, la pareja, supuestamente, se enamoraría. Bajo la almohada, la hierba aromática, se creía, eliminaba las pesadillas; sembrada alrededor de la casa, espantaba las brujas.

Pero en Inglaterra, durante el siglo XVI, sembrar romero alrededor del hogar podía ser problemático, porque la gente creía que el romero significaba que la mujer mandaba en esa casa. Por esos los hombres solían arrancar las plantas de romero alrededor de sus hogares para hacer notar que ellos, y no sus mujeres, mandaban en sus casas.

La seguridad ante todo

Las cantidades alimenticias de romero no son ningún peligro, pero incluso pequeñas cantidades de su aceite pueden causar irritación en el estómago, los riñones o los intestinos. Cantidades mayores pueden provocar envenenamiento.

La Dirección de Alimentación y Fármacos de los EE.UU. (*FDA* por sus siglas en inglés) incluye al romero en su lista de hierbas generalmente consideradas seguras. Para personas generalmente sanas, no embarazadas, que no estén amamantando, se considera segura en las cantidades típicamente recomendadas.

El romero debe usarse en cantidades medicinales sólo bajo supervisión médica. Si produce molestias menores, como malestar estomacal o diarrea, use menos o deje de usarlo. Informe a su médico sobre cualquier efecto desagradable o si los síntomas contra los que lo usa no mejoran de modo significativo en dos semanas.

ROSA

Aproveche los frutos de su labor curativa

Valorada desde el principio de la historia, la rosa es la reina de las flores, pero en la curación a base de hierbas cobra importancia después de que sus pétalos aterciopelados se han caído y muestra su fruto del tamaño de una cereza (su escaramujo).

Los escaramujos de la rosa contienen vitamina C, aunque las autoridades no se ponen de acuerdo en cuanto a la cantidad. Algunos herbolarios hablan de este fruto como "uno de los mejores recursos naturales" para obtener tal vitamina. Las corrientes científicas se mofan de tal afirmación y aseguran que se necesitarían más de doce tazas de té de escaramujos para proporcionar la cantidad que se necesita a diario y mucho más para combatir el resfriado (catarro) y la gripe.

Aunque los herbolarios lo hayan exagerado, generalmente el contenido vitamínico de la rosa aún puede ser beneficioso para resfriados y gripe.

Familia: Rosaceae; otros miembros incluyen frambuesa, zarzamora, ciruela, melocotón (durazno), almendra

Género y especie: *Rosa canina, R. rugosa, R. centifolia*

También conocida como: *Rose*

Partes usadas: Frutos (los escaramujos)

Sus poderes curativos

No hay nada malo en incluir los escaramujos rojos y brillantes de la rosa en su dieta diaria, pero no cuente con ellos ni con el té hecho de ellos que se vende empaquetado para aportarle toda la vitamina C que necesita, especialmente si quiere usar la vitamina C para tratar un resfriado común o gripe.

Ahora bien, los escaramujos de la rosa sí contienen una cantidad significativa de vitamina C. Sin embargo, durante el proceso de secado se destruye del 45 al 90 por ciento de esta y las infusiones extraen sólo el 40 por ciento de lo que queda. Este proceso aún deja una cantidad razonable de vitamina C, pero mucho menos de lo que prometen algunos manuales de hierbas.

Muchas compañías que producen vitamina C afirman que sus productos están hechos de "escaramujos de rosas" (*rosehips*). La verdad es que ninguno está hecho exclusivamente de ellos. En los productos comerciales de vitamina C a base de escaramujos de rosa, estos se combinan con ácido ascórbico obtenido de otras fuentes.

Resfriado (catarro) y gripe. Existen estudios científicos que sostienen que el uso de la vitamina C ayuda a aliviar los síntomas y reduce el tiempo que dura un resfriado. Los estudios que muestran un beneficio positivo —incluyendo los publicados en la *Canadian Medical Association Journal* (Revista de la Asociación Médica Canadiense) y en la *New England Journal of Medicine* (Revista Médica de Nueva Inglaterra)— dicen que se deben usar 2,000 mg o más al día desde el primer momento que se manifiestan los síntomas hasta que desaparecen.

Eso es un montón de vitamina C, mucho más que la Asignación Dietética Recomendada, que es 60 mg al día. No es muy práctico obtener esta cantidad de vitamina C sólo de los escaramujos de la rosa.

No obstante, un té de escaramujos sí puede ayudar a aumentar el consumo total de la vitamina C de los que estén resfriados o tengan gripe. Además, los líquidos calientes ayudan a aliviar el dolor de garganta, la congestión nasal y la tos relacionada con gripe o resfriado, pues calientan la garganta, lo que impide que se dupliquen los virus. (Los virus del resfriado se reproducen mejor a una temperatura de 95°F/35°C.)

Cómo usarla

Para preparar una infusión de sabor agradable y ligeramente astringente que puede ayudar a tratar los resfriados y la gripe, utilice de dos a tres cucharaditas de escaramujos secos y picados por cada taza de agua hirviendo. Déjelos en infusión durante diez minutos. Tómelo cuando lo necesite.

En tintura, utilice de ½ a 1 cucharadita según lo necesite.

Se pueden dar infusiones muy diluidas de escaramujo de rosas a niños menores de dos años.

La seguridad ante todo

En algunas personas, altas dosis de vitamina C pueden causar diarrea; también pueden forzar los riñones. Este problema no atañe a las personas con riñones saludables, pero quienes padecen alguna enfermedad renal deben consultar a sus médicos antes de tomar dosis altas de escaramujos de rosa.

La Dirección de Alimentación y Fármacos de los EE.UU. (*FDA* por sus siglas en inglés) incluye los escaramujos de rosa en su lista de hierbas generalmente consideradas seguras. Para personas generalmente sanas, no embarazadas y que no estén amamantando, se consideran seguros en las cantidades típicamente recomendadas.

Consulte a su médico si el resfriado (catarro) o la gripe no mejoran considerablemente en dos semanas o si una fiebre se presenta al final de la enfermedad o si la tos trae flemas de color castaño o rojo.

RUIBARBO

Bueno para la barriga

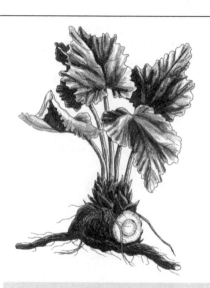

Familia: Polygonaceae; otros miembros incluyen alforfón

Género y especie: *Rheum officinale*, *R. palmatum*; ruibarbo de jardín, *R. rhaponticum*, que tiene acción semejante pero menos fuerte

También conocido como: Rheum o ruibarbo chino, himalayo, turco, *rhubarb*

Partes usadas: Raíces

El ruibarbo es una planta curiosa. Mientras que sus raíces son medicinales y sus tallos se usan para hacer unos pasteles (pays, *pies*) sabrosos, sus hojas son venenosas. Sin embargo, resulta que tiene bastante potencial medicinal.

Sus poderes curativos

Diarrea. Los estudios muestran que pequeñas cantidades de esta hierba ayudan a tratar la diarrea.

Estreñimiento. En altas dosis, tienen una fuerte acción laxante. El ruibarbo tiene unas sustancias químicas laxantes similares (antraquinonas) a los del espino cerval, la cáscara sagrada y el sen.

Las antraquinonas deben utilizarse sólo como último recurso para tratar el estreñimiento. Primero se deben comer muchas frutas frescas, tomar mucha agua y hacer más ejercicio. Si esto no funciona, hay que probar un laxante que aumente el volumen de la materia fecal, como el *psyllium* (véase la página 146). Si aun así necesita ayuda, tome cáscara sagrada (véase la página 57), que se considera como la antraquinona menos agresiva. Si nada de eso funciona, prube con ruibarbo o con sen (véase la página 164) y consulte con su médico.

Salud femenina. Algunos estudios con animales sugieren que el ruibarbo estimula las contracciones uterinas, lo que da credibilidad a su uso en China como inductor de la menstruación. Por eso no es recomendable que lo tomen las mujeres embarazadas. Las demás pueden usarlo para inducir su menstruación.

Cómo usarlo

Para la diarrea, haga una decocción al hervir ½ cucharadita de la raíz en polvo por taza de agua durante diez minutos. Tome una cucharada periódicamente hasta llegar a una taza al día. El ruibarbo es amargo y desagradable.

En tintura, use ¼ de cucharadita al día.

Para el estreñimiento, haga una decocción hirviendo de una a dos cucharaditas de la raíz en polvo por cada taza de agua durante diez minutos. Tome una cucharada periódicamente hasta llegar a una taza al día.

En tintura, use de ¼ a 1 cucharadita al día.

No se debe dar el ruibarbo a niños menores de 2 años. Para niños mayores y personas de más de 65 años de edad, comience con una preparación ligera y hágala más fuerte si es necesario.

La seguridad ante todo

Alerta: Por su fuerte acción laxante, el ruibarbo no se debe dar a personas con problemas intestinales crónicos, como úlceras o colitis. Mujeres embarazadas y amamantando no deben usar laxantes a base de antraquinonas. No deben usarse cantidades laxantes de ruibarbo por más de dos semanas, ya que este exceso provoca lentitud en la función intestinal (síndrome de intestinos perezosos), que es la incapacidad de los intestinos de evacuar sin un estímulo químico.

Los tallos del ruibarbo se utilizan para rellenar los pasteles, pero las hojas contienen ácido oxálico, que es venenoso y provoca quemaduras en la boca y la garganta, así como náuseas, vómitos, debilidad y otros síntomas. Han ocurrido muertes.

Para personas generalmente sanas, no embarazadas ni amamantando, y que no tomen ningún laxante, se considera relativamente seguro en las cantidades típicamente recomendadas durante períodos breves.

El ruibarbo debe utilizarse en cantidades medicinales sólo bajo supervisión médica. Si produce molestias menores, como malestar estomacal o diarrea, use menos o deje de usarlo. Informe a su médico sobre cualquier efecto desagradable o si los síntomas contra los que lo use no mejoran en forma significativa en dos semanas.

SAUCE BLANCO

Domina el dolor

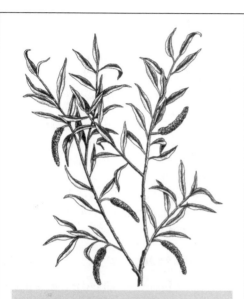

Familia: Salicaceae; otros miembros incluyen el álamo

Género y especie: *Salix alba*

También conocido como: Sauce salicino, sauce llorón, *white willow*

Partes usadas: Corteza

Cuando muchas personas ven un sauce blanco, ven un árbol majestuoso que da sombra. Pero cuando los herbolarios lo ven, piensan inmediatamente en el famoso calmante, la aspirina. En realidad, la aspirina está basada en la salicina, una sustancia química que se encuentra en la corteza del sauce blanco, y cuyo nombre proviene del nombre genérico de la hierba en latín, que es *salix*.

Sus poderes curativos

Fiebre, dolor, inflamación. Pruebe sauce blanco cada vez que crea que necesita una aspirina. La aspirina es un concentrado más fuerte de las sustancias químicas activas de la hierba (los salicilatos), así que no espere que ésta sea tan eficaz.

Salud femenina. Como la aspirina, el sauce blanco contiene suficiente salicilato para reducir la acción de sustancias químicas llamadas prostaglandinas, las cuales tienen que ver con los dolores menstruales.

Sin embargo, las mujeres embarazadas no deben usar sauce blanco. Según estudios con animales, la aspirina está asociada con defectos de nacimiento. La planta no es tan fuerte, pero en este caso, más vale prevenir que lamentar.

Cómo usarlo

Para preparar una infusión contra dolor, fiebre e inflamación, remoje una cucharadita de corteza en polvo por cada taza de agua fría durante ocho horas. Cuélela. Tome hasta tres tazas al día. El sabor del sauce blanco es amargo y astringente. Para endulzarlo, agréguele miel y limón o mézclelo con un té de hierbas.

No se debe dar el sauce blanco a niños menores de 2 años o a menores de 16 que tengan resfriado (catarro), gripe o varicela.

La seguridad ante todo

La aspirina descompone el estómago de algunas personas, aunque la mayoría de los herbolarios dicen que la corteza de sauce blanco rara vez produce este problema. Si al usar esta hierba, se le descompone el estómago o siente náuseas o experimenta un zumbido en los oídos (tinnitus), reduzca la dosis o deje de usarla.

Quienes padecen complicaciones gastrointestinales crónicas, como úlceras y gastritis, no deben usar esta hierba.

Los niños menores de 16 años que toman aspirina cuando tienen resfriado (catarro), gripe o varicela, corren el riesgo de desarrollar el síndrome de Reye —una afección potencialmente fatal que afecta el cerebro, el hígado y los riñones. El sauce blanco nunca se ha asociado al síndrome de Reye, pero en vista de su acción similar a la de la aspirina, no lo use en niños con resfriados, gripe o varicela.

Otras precauciones

Para personas generalmente sanas, no embarazadas, que no estén amamantando y no padezcan de úlcera, gastritis o no estén tomando otros medicamentos a base de silicilatos, la corteza de sauce blanco se considera relativamente segura en las cantidades típicamente recomendadas.

El sauce blanco debe usarse en cantidades medicinales sólo bajo control médico. Si produce molestias menores, como malestar estomacal o zumbido en los oídos, use menos o deje de usarlo. Informe a su médico sobre cualquier efecto desagradable o si los síntomas contra los que lo use no mejoran significativamente en dos semanas.

SEN

Un fuerte laxante

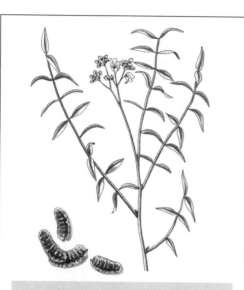

Familia: Caesalpinoideae; otros miembros incluyen el palo de Brasil

Género y especie: *Cassia senna*, *C. acutifolia* (Alejandria y Kartum), *C. angustifolia* (India o Egipto), *C. marilandica* (América)

También conocido como: Casia, *senna*

Partes usadas: Hojuelas, vaina

El sen es un fuerte laxante, tan fuerte que muchos especialistas lo llaman un purgante. Durante el siglo IX, los médicos de Arabia fueron los primeros que escribieron sobre su acción estimulante en los intestinos, pero sus descripciones sugieren que en realidad había sido ampliamente usado desde el Medio Oriente hasta la India por muchos siglos antes.

El sen se incluyó en los tratamientos a base de hierbas en Europa antes de las Cruzadas. Desde entonces se utiliza ampliamente.

Sus poderes curativos

Laxante. Como el áloe, el espino cerval y la cáscara sagrada, el sen contiene sustancias químicas que estimulan el colon (antraquinonas). Esta hierba es un ingrediente de todos los laxantes comerciales, como: *Fletcher's Castoria, Gentlax, Senexon, Senokap, Senolax, Black Draught, Innerclean Herbal Laxative* y *Dr. Caldwell's Senna Laxative*.

El sen y otros laxantes con antraquinonas, sin embargo, deben considerarse el último recurso contra el estreñimiento. Primero, incremente las fibras en su dieta, beba más líquidos y haga más ejercicio. Si esto no funciona, pruebe con un laxante que dé consistencia a las heces fecales, como el *psyllium* (véase la página 146). Si no es suficiente, pruebe una antraquinona más suave, como la cáscara sagrada (véase la página 57); si aún así no hay mejoría, entonces tome sen bajo supervisión médica.

Cómo usarlo

Por su sabor desagradable, en general los herbolarios prefieren recetar los productos comerciales que contienen sen, y no la hierba misma.

Quienes se animen de modo aventurero a probar sen sin procesar, pueden hacer una infusión con una o dos cucharaditas de hojas secas por cada taza de agua hirviendo. Déjelas en infusión durante diez minutos. Tome hasta una taza al día en la mañana o antes de acostarse durante sólo unos cuantos días. El sabor del sen provoca náuseas. Agregue azúcar, miel y limón y mézclelo con hierbas de buen sabor, como anís, menta, manzanilla, jengibre, cardamomo o regaliz (orozuz).

Algunas fuentes señalan que las vainas son de acción más suave. Remoje cuatro vainas en una taza de agua caliente de 6 a 12 horas. Tome hasta una taza al día en la mañana o antes de acostarse, durante sólo unos cuantos días.

En tintura, tome de ½ a 1 cucharadita en la mañana o antes de acostarse, durante sólo unos cuantos días.

No se debe dar el sen a niños menores de 2 años. Para niños mayores o adultos de más de 65 años, empiece con preparaciones ligeras y hágalas más fuertes si es necesario.

La seguridad ante todo

La fuerte acción del sen significa que no deben usarlo quienes padecen afecciones gastrointestinales crónicas, como úlcera, colitis y hemorroides.

Mujeres embarazadas o que estén amamantando no deben usarlo.

El sen no debe administrarse por más de dos semanas porque después de cierto tiempo provoca el síndrome del intestino perezoso, caracterizado por la incapacidad de evacuar sin estímulo químico.

Grandes cantidades de sen provocan diarrea, náuseas y severos retortijones con posible deshidratación.

El uso continuo del sen puede provocar el agrandamiento de las yemas de los dedos. Un artículo publicado en *Lancet* (Lanceta) describe cómo esto le pasó a una mujer que tomó 40 pastillas de sen diarias durante 15 años. Sus dedos se le normalizaron en cuanto dejó de usar la hierba.

Las hojas del sen pueden provocar alergia en personas sensibles.

AQUÍ LA TRADICIÓN
NO TIENE LA RAZÓN

Nicholas Culpeper, el famoso herbolario inglés del siglo XVII, escribió que el sen "limpia el estómago, limpia la parte del mal humor; fortalece los sentidos, da alegría, purifica la sangre (trata las enfermedades venéreas) y también es bueno para la fiebre crónica".

Los indios norteamericanos reconocían que el sen americano servía como laxante, pero lo utilizaban principalmente contra la fiebre.

Los médicos eclécticos del siglo XIX, influidos por la medicina india, decían que el sen era muy "útil para todas las formas de enfermedades febriles (que producen fiebre) donde se requiere una acción laxante".

No obstante, muchas veces la tradición popular no está en lo cierto. No ha sido comprobado que el sen ayude ni con las fiebres ni con las otras enfermedades mencionadas por Culpeper, y por lo general se recomienda sólo como laxante.

Otras precauciones

La Dirección de Alimentación y Fármacos de los EE.UU. (*FDA* por sus siglas en inglés) considera al sen "de seguridad indefinida". Para personas generalmente sanas, no embarazadas, que no estén amamantando, se considera relativamente seguro cuando se usa ocasionalmente en cantidades típicamente recomendadas.

El sen debe utilizarse en cantidades medicinales sólo bajo supervisión médica. Si provoca retortijones, use menos o deje de usarlo. Informe a su médico sobre cualquier efecto desagradable o si los síntomas contra los que lo usa no mejoran en forma significativa en dos semanas.

TÉ

La cura mundial

El té es la segunda bebida más popular del mundo (después del agua) y la hierba medicinal más utilizada. La mayoría de las personas lo beben a modo de estimulante ligero pero, en realidad, esta hierba ayuda también en el tratamiento de la diarrea, previene la caída de los dientes y actúa como descongestionante bronquial.

Sus poderes curativos

El té contiene tres estimulantes químicos —cafeína, teobromina y teofilina— que contribuyen para algunos de sus usos en la curación a base de hierbas.

Resfriados (catarros), congestión y asma. Todos los estimulantes del té son broncodilatadores que facili-

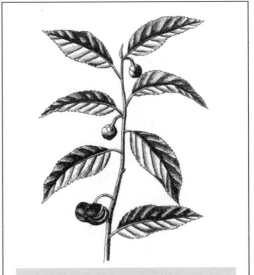

Familia: Theaceae (teaceas); otros miembros incluyen la camelia

Género y especie: *Camellia sinensis*

También conocido como: Té verde, té negro, *tea*

Partes usadas: Hojas

tan la respiración, gracias a que dilatan los conductos bronquiales, lo que sustenta su uso tradicional para problemas respiratorios. Los médicos frecuentemente recetan preparaciones farmacéuticas de teofilina para tratar el asma.

Diarrea. El té contiene taninos astringentes de gran eficacia para el control de la diarrea.

Caída de los dientes. El té también es una buena fuente de flúor, que contribuye a prevenir la caída de los dientes. Según un informe publicado en el *University of California, Berkeley, Wellness Letter* (Boletín

Informativo sobre la Salud de la Universidad de California en Berkeley), el té verde y el negro contienen más flúor que la propia agua fluorizada. Los taninos del té, además, pueden ayudar a combatir las bacterias que provocan la caída de los dientes.

Radiaciones. Entre los taninos del té se encuentran sustancias conocidas como catequinos que ayudan a prevenir los daños que sufren los tejidos a causa de las radiaciones. Un estudio muestra que el té ayuda a evitar que el elemento radiactivo estroncio 90 penetre en la médula ósea. Esto significa que ayuda a prevenir el cáncer a personas que han estado expuestas a precipitaciones nucleares. Algunos experimentos muestran que el té también ayuda a prevenir la leucemia en animales que han estado expuestos a radiaciones.

Posibilidades interesantes. El café puede elevar el colesterol, pero un estudio con animales, publicado en la *Journal of Nutrition Science* (Revista de la Ciencia de la Nutrición), muestra que el té puede reducirlo. Es probable que tenga el mismo efecto en las personas.

Los taninos poseen cierta acción antiviral, e informes chinos aseguran que el té ayuda a tratar la hepatitis. La hepatitis es una enfermedad grave que requiere de atención médica profesional, pero durante la convalecencia usted puede beber té, pues no provoca ningún daño y quizá proporcione algún beneficio.

Cómo usarlo

Para preparar una infusión agradablemente amarga que ayude a evitar la caída de los dientes, facilite la respiración o contribuya al tratamiento de la diarrea, utilice de una a dos cucharaditas de hierba seca por cada taza de agua hirviendo. Déjelas en infusión de 10 a 15 minutos. Tome hasta tres tazas al día.

Se pueden dar —con cautela— preparaciones ligeras de té a niños menores de 2 años. Para niños mayores y adultos de más de 65 años de edad, comience con preparaciones ligeras y hágalas más fuertes si es necesario.

La seguridad ante todo

Una taza de té contiene la mitad de cafeína que una de café. La cafeína es una droga clásica que produce adicción y causa nerviosismo, inquietud, insomnio y muchos otros efectos potencialmente perjudiciales (véase "Café" en la página 49).

Varios estudios demuestran que los taninos tienen efectos pro y anticáncer. El papel de los taninos en el cáncer humano, si lo hay, no está muy claro; sin embargo, algunos estudios de poblaciones muestran altos índices de cáncer de garganta entre individuos que beben grandes cantidades de té. Por otro lado, los ingleses, que son tan amantes del té, no muestran ningún aumento en el riesgo de sufrir tal cáncer. Los especialistas coinciden, en general, en que la costumbre inglesa de agregar leche al té ejerce un efecto protector. La leche neutraliza los taninos. Así, quizás usted quiera hacer lo mismo que los británicos y tomar su té con leche.

Otras precauciones

Para personas generalmente sanas, no embarazadas, que no estén amamantando, el té se considera seguro en las cantidades típicamente recomendadas.

No obstante, la cafeína ha sido vinculada a un aumento en el riesgo de defectos de nacimiento. Las mujeres embarazadas no deben ingerirla. Grandes cantidades de té pueden provocar problemas gastrointestinales.

El té debe usarse en cantidades medicinales sólo bajo supervisión médica. Si produce molestias menores, como malestar estomacal, use menos o deje de usarlo. Informe a su médico sobre cualquier efecto desagradable o si los síntomas contra los que lo usa no mejoran considerablemente en dos semanas.

Tomillo

Comprobado y seguro

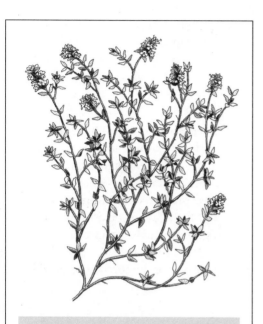

Familia: Labiatae; otros miembros incluyen las mentas

Género y especie: *Thymus vulgaris*, *T. serpyllum*

También conocido como: *Thyme*

Partes usadas: Hojas y copas de las flores

Dice un refrán: "Vete al monte algún día, que Dios da de balde su perfumería". El tomillo es uno de esos perfumes naturales; es muy conocido por su rica aroma. Aparte de ser una especia muy común, forma parte de muchos enjuagues bucales y descongestionantes por su larga historia de ser un antiséptico, remedio para la tos y auxiliar digestivo.

Sus poderes curativos

El aceite aromático del tomillo contiene dos sustancias químicas —timol y carvacrol— que se conocen por su valor medicinal. Ambos tienen propiedades antibacterianas, de conservación y evitan la formación de hongos; también tienen propiedades expectorantes y pueden ser muy útiles como auxiliares digestivos.

Antiséptico. El tomillo combate varias bacterias y hongos que causan enfermedades, según pruebas de laboratorio, sustentando así su uso tradicional como antiséptico, aunque las infusiones de la hierba seca no son de ninguna manera tan fuertes como el aceite o el timol destilado. Sin embargo, como primeros auxilios, puede triturar algunas hojas frescas de tomillo y colocarlas en cortadas menores y rasguños antes de lavar y vendarlos.

Auxiliar digestivo. Algunos estudios muestran que el timol y el carvacrol relajan el suave recubrimiento muscular del tracto gastrointestinal, lo que hace al tomillo un antiespasmódico. Esta acción de sus compuestos químicos apoyan el uso tradicional del tomillo como auxiliar digestivo.

Salud femenina. Los antiespasmódicos no sólo relajan al tracto digestivo, sino también otros músculos suaves, como el útero. Pequeñas cantidades pueden ayudar al alivio de los dolores menstruales, dando credibilidad al uso que los médicos eclécticos le daban a esta hierba. Pero en grandes cantidades, el aceite de tomillo y el timol se consideran estimulantes uterinos.

Las mujeres embarazadas pueden utilizar tomillo como especia culinaria, pero deberían evitar grandes cantidades y no usar su aceite.

Remedio para la tos. Investigadores alemanes han sostenido el uso tradicional del tomillo para aflojar las flemas (expectorante) y, en la Alemania actual, donde la medicina herbaria es una corriente más importante que en los Estados Unidos, las preparaciones de tomillo se recetan con frecuencia para relajar el tracto respiratorio y aliviar tos, tos ferina y enfisema. El médico herbolario alemán Rudolph Fritz Weiss escribe: "El tomillo es a la tráquea y los bronquios lo que la menta al estómago e intestinos".

Cómo usarlo

Para accidentes de jardinería, triture las hojas frescas sobre las heridas antes de lavar y vendarlas. Una vez que las haya lavado muy bien, aplique unas cuantas gotas de tintura de tomillo a modo de antiséptico.

Para preparar una infusión que relaje el estómago, calme la tos o alivie los síntomas menstruales, use dos cucharaditas de hierba seca por cada taza de agua hirviendo. Deje en infusión durante diez minutos. Tome hasta tres tazas al día. El tomillo tiene un delicioso y aromático sabor con un ligero gusto a clavo. En tintura, tome de $\frac{1}{2}$ a 1 cucharadita hasta tres veces al día.

No se deben dar preparaciones medicinales de tomillo a niños menores de 2 años. Para niños más grandes y adultos mayores de 65 años de edad, comience con infusiones ligeras y hágalas más fuertes si es necesario.

La seguridad ante todo

Utilice la hierba, no el aceite. Tan sólo unas cuantas cucharaditas de aceite de tomillo pueden ser tóxicas y provocar dolor de cabeza, nauseas, vómito, debilidad, problemas tiroideos y depresiones cardíacas y respiratorias.

DE HIERBA SANTA A HIERBA BRAVA

Al igual que otras hierbas aromáticas utilizadas en la cocina, el tomillo se usó desde los tiempos remotos como conservador de carne y hasta como sazón divino, porque se espolvoreaba sobre los animales que iban a sacrificarse para hacerlos más aceptables a los dioses.

Luego, durante la Edad Media, el tomillo se asoció con el valor. Era una moda entre las mujeres de la nobleza tejer ramitas de tomillo en las solapas de sus caballeros favoritos que se lanzaban a las Cruzadas.

Su asociación con el valor y las guerras probablemente fue lo que llevó a su uso como antiséptico para las heridas, el cual es el principal uso medicinal de esta hierba hoy en día.

Un estudio con animales mostró que el tomillo suprime la actividad de la tiroides en las ratas. Quienes sufran algún padecimiento de la tiroides deben consultar a su médico antes de ingerir dosis medicinales.

El tomillo y su aceite pueden provocar sarpullido en personas sensibles.

Otras precauciones

La Dirección de Alimentación y Fármacos de los EE.UU. (*FDA* por sus siglas en inglés) incluye al tomillo en su lista de hierbas generalmente consideradas seguras. Para personas generalmente sanas, no embarazadas, que no estén amamantando y no tengan problemas en la tiroides, se considera seguro en las cantidades típicas recomendadas.

El tomillo debe utilizarse en cantidades medicinales sólo bajo supervisión médica. Si produce malestares menores, como dolor de cabeza o náusea, use menos o deje de usarlo. Informe a su médico sobre cualquier efecto desagradable o si los síntomas contra los que lo use no mejoran considerablemente en dos semanas.

TORONJIL

Una cura dulce como la miel

Alas abejas les encanta su fragancia, lo que explica sus nombres en dos idiomas. Su nombre genérico es *Melisa*, que en griego significa abeja y luego este nombre fue adoptado por algunos hispanohablantes que llaman 'melisa' a esta hierba. Sin embargo, se conoce más comúnmente como toronjil, y fue popular entre los herbolarios durante unos 2,000 años y brinda dulces encantos para los que la usan actualmente.

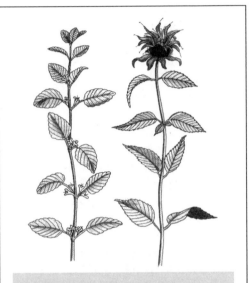

Sus poderes curativos

Los herbolarios contemporáneos promocionan los usos tradicionales del toronjil: aún lo usan para inducir sudor y menstruación y se recomienda contra dolores de cabeza, flatulencia, hipertensión, estrés, bronquitis, indigestión, asma y cólicos infantiles.

Familia: Labiatae (labiadas); otros miembros incluyen la menta

Género y especie: *Melissa officinalis*

También conocida como: Abejera, melisa, *balm, lemon balm, melissa*

Partes usadas: Hojas

La ciencia moderna no ha respaldado todos los usos tradicionales del toronjil y ha abandonado la idea del siglo XIX de que es un estimulante. Sin embargo, varios estudios muestran que puede tener un potencial curativo incluso mayor.

Tratamiento de heridas. El toronjil contiene sustancias químicas (polifenoles) que pueden ayudar en la lucha contra varias bacterias causantes de infección, entre ellas los *Streptococci* y las micobacterias. El toronjil también contiene eugenol, que es un anestésico que ayuda a aliviar el dolor de las heridas.

Herpes y otras infecciones virales. El toronjil ayuda en la lucha contra el virus de las paperas, herpes y otros más. Los laboratorios farmacéuticos estadounidenses han ignorado la acción antiviral del toronjil, pero los europeos no. En Alemania, donde la medicina herbaria es una corriente más valorada que en los Estados Unidos, el extracto de toronjil es un ingrediente activo en *Lomaherpan Creme*, un ungüento (pomada) que se usa en el tratamiento de herpes labial y genital; desafortunadamente no se consigue en los Estados Unidos.

Un sedante natural. Los investigadores han descubierto que el aceite de toronjil, fuente de su agradable fragancia, tiene propiedades tranquilizantes, lo que respalda su uso tradicional como sedante. En Alemania el toronjil se usa con amplitud como tranquilizante y sedante.

Auxiliar digestivo. Investigadores alemanes han descubierto que el toronjil relaja el suave tejido muscular del tracto digestivo, respaldando así su viejo uso como auxiliar de la digestión.

Salud femenina. Las hierbas que relajan el tracto digestivo pueden también relajar otro músculo suave: el útero. Este efecto potencial podría respaldar su uso tradicional contra los dolores menstruales. No obstante, el toronjil se ha recomendado como estimulante uterino para inducir la menstruación. No existe investigación reciente que clarifique esta situación confusa. Por tal motivo, las mujeres embarazadas lo deben evitar; las demás pueden probarlo para inducir la menstruación.

Cómo usarlo

Para disfrutar un baño relajante, envuelva un manojo de toronjil en una bolsa de tela y colóquela bajo el chorro de agua de la bañera (bañadera, tina). Además de sentir su efecto tranquilizante, le encantará su aroma a limón.

Para curar las heridas, prepare una compresa caliente usando dos cucharaditas de hojas por cada taza de agua. Deje hervir 10 minutos, cuele y aplique con un trapo limpio.

Para preparar una ligera infusión con sabor a limón que puede ayudar a calmar el estómago, controlar la infección o aliviar el dolor menstrual, use dos cucharaditas de hojas por cada taza de agua hirviendo. Deje en infusión de 10 a 20 minutos. Beba hasta tres tazas al día.

En tintura use de ½ a 1 cucharadita hasta tres veces al día. Si usa preparados comerciales, siga las instrucciones en el paquete.

No se deben dar ni infusiones ni tinturas medicinales de toronjil a niños menores de 2 años. Para niños mayores y personas de más de 65 años de edad, se recomienda empezar con preparaciones ligeras y hacerlas más fuertes si es necesario.

Para tratar una herida menor, machaque algunas hojas frescas de toronjil y aplíquelas directamente sobre la herida.

La seguridad ante todo

Dos estudios recientes muestran que el toronjil interfiere con una hormona estimulante de la tiroides, la tirotropina. No existen informes de que ocasione problemas en esa glándula, pero quien padezca algún trastorno de la tiroides debe hablar con su médico sobre tal efecto inhibidor antes de usar toronjil.

La Dirección de Alimentación y Fármacos de los EE.UU. (*FDA* por sus siglas en inglés) incluye al toronjil en su lista de hierbas generalmente consideradas seguras. La literatura médica no informa de toxicidad. Para personas generalmente sanas, no embarazadas, que no estén amamantando o que sufran padecimientos de la tiroides, se considera seguro en las cantidades típicamente recomendadas.

El toronjil debe usarse en cantidades medicinales sólo bajo super-visión médica. Si produce molestias menores, como malestar estomacal o diarrea, use menos o deje de usarlo. Informe a su médico sobre cualquier efecto desagradable o si los síntomas contra los que lo usa no mejoran en forma significativa en dos semanas.

ULMARIA

Aspirina herbaria

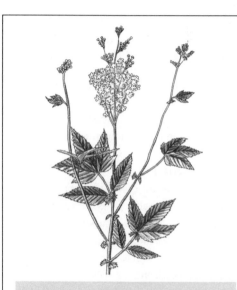

Familia: Rosaceae; otros miembros incluyen rosa, almendra, manzana, cereza y frambuesa

Género y especie: *Filipendula ulmaria*, antes *Spiraea ulmaria*

También conocida como: Reina de los prados, *meadowsweet*

Partes usadas: Hojas y flores

Es raro el botiquín de medicinas que no tiene aspirinas, pero es más raro encontrar a alguien que sepa que debemos la palabra "aspirina" a la bella y aromática ulmaria. En 1853, un químico sintetizó el ácido acetilsalicílico de la ulmaria. Para nombrar el nuevo medicamento, se tomó la *a* de acetil, la sustancia química que añadieron al extracto, y *spirin*, del nombre en latín de la ulmaria en aquel tiempo, *Spirae*. El resultado fue aspirina. Se publicaron noticias del desarrollo de la aspirina en una revista médica alemana desconocida y después esta fue olvidada por casi cincuenta años. Luego, a finales de la década de los 1890, un químico alemán que trabajaba para la empresa farmacéutica Bayer descubrió los artículos sobre la aspirina y se comercializó el producto, convirtiéndose desde entonces en una parte integral de botiquín de medicamentos de casi todos los hogares.

Sus poderes curativos

La ulmaria nos dio la aspirina, pero no espere que haga todo lo que hace la aspirina.

Calmante del dolor. La ulmaria no tiene el poder de la aspirina para calmar el dolor, reducir la fiebre y bajar la inflamación. Tiene pocos salicilatos, las sustancias químicas activa de la aspirina, e incluso las infusiones fuertes posiblemente no reduzcan la fiebre ni calmen el dolor. Las tinturas aportan más del salicilato y calman mejor el dolor.

Por otro lado, es menos probable que cause el efecto secundario principal de la aspirina, la descomposición del estómago. De hecho, recientes estudios europeos muestran que la hierba protege a animales de laboratorio de úlceras estomacales producidas por la aspirina, lo que afirma la observación de los eclécticos de que la ulmaria es suave para el estómago.

Si prefiere una preparación a base de hierbas a una píldora, pruebe la ulmaria para dolores de cabeza, artritis, dolores menstruales, fiebre baja y otros dolores e inflamaciones, especialmente si la aspirina le descompone el estómago. Puede ser que le ayude.

Diarrea. Un estudio europeo mostró la eficacia de la ulmaria contra una de las bacterias que causan diarrea (*Shigella dysenteriae*), lo que da credibilidad a su uso tradicional contra esta afección.

Posibilidades intrigantes. La aspirina ayuda a prevenir los coágulos sanguíneos que desencadenan ataques al corazón. Los posibles efectos de la ulmaria contra cardiopatías no se han investigado, pero hay razones para suponer que son semejantes a los de las aspirinas.

Un estudio mostró que la salicina reduce los niveles de glucosa en la sangre, lo que sugiere una posible utilidad en el control de la diabetes.

Cómo usarla

Para preparar una infusión astringente pero agradable, use de una a dos cucharaditas de ulmaria seca por cada taza de agua hirviendo. Deje en infusión durante diez minutos. Beba hasta 3 tazas al día. En forma de tintura, tome de $\frac{1}{2}$ a 1 cucharadita tres veces al día.

No se debe dar la ulmaria a niños menores de 2 años o a menores de 16 que sufran fiebre por resfriado (catarro), gripe o viruela. Para niños mayores y personas de más de 65 años de edad, comience con preparaciones ligeras y hágalas más fuertes si es necesario.

La seguridad ante todo

Recientes estudios europeos con animales sugieren que la ulmaria puede estimular las contracciones uterinas. La hierba no tiene antecedentes como inductor de la menstruación, pero la aspirina se asocia con un incremento en el riesgo de defectos congénitos, de modo que las embarazadas no deben utilizarla.

A niños menores de 16 años que sufran fiebres por resfriados, gripes o viruela, la aspirina puede causarles síndrome de Reye, una enfermedad rara pero potencialmente fatal. Nunca se ha relacionado la ulmaria con tal síndrome, pero en vista de su relación con la aspirina, los padres no deben dársela a los niños con fiebres causadas por las enfermedades mencionadas.

Otras precauciones

La Dirección de Alimentación y Fármacos de los EE.UU. (*FDA* por sus siglas en inglés) clasifica a la ulmaria como una hierba de "seguridad indefinida". Para personas generalmente sanas, mujeres que no estén embarazadas ni amamantando, personas que no padezcan úlceras o gastritis y no estén tomando otros medicamentos que contengan aspirina o salicilatos, se considera segura en las cantidades típicamente recomendadas.

Si causa molestias menores, como malestares estomacales o zumbido de oídos, use menos o deje de usarla. Informe a su médico sobre cualquier síntoma desagradable o si los padecimientos contra los que la usa no mejoran considerablemente en dos semanas.

VALERIANA

La hierba de nuestros sueños

Durante el siglo XIII, los líderes del pueblo de Hamelin, en Alemania, decidieron eliminar las ratas de la ciudad. Se pusieron en contacto con un flautista itinerante cuya música supuestamente atraía a las ratas, y por tanto así se podía sacarlas de la ciudad.

Pues, llegó el flautista, tocó, todas las ratas lo siguieron, y él las llevó fuera de la ciudad. Pero cuando regresó a cobrar su sueldo, los líderes de Hamelin le negaron su dinero. En venganza, utilizó su flauta para encantar a los niños, y se los llevó con él fuera de la ciudad para siempre.

En las versiones modernas de este cuento de hadas, los poderes del flautista eran solamente musicales, pero el folklore alemán lo acredita también como herbolario. Además de su música hipnótica, el flautista encantaba a

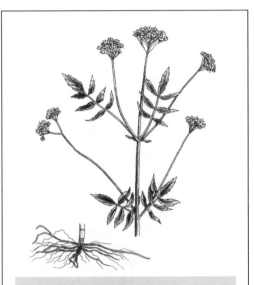

Familia: Valerinaceae; otros miembros incluyen nardo, espicanardo, escalera de Jacobo, nardo indico, azúmbar

Género y especie: *Valeriana officinalis*

También conocida como: Valeriana de jardín, heliotropo, *valerian*

Partes usadas: Rizoma y raíz

los niños con la raíz hipnótica de la valeriana. (La valeriana puede, de hecho, encantar a las ratas y a los gatos. Contiene sustancias químicas similares a los de la hierba gatera.)

Sus poderes curativos

Todas las partes de la valeriana contienen sustancias químicas que parecen tener propiedades sedantes conocidos como valepotriatos, pero en las raíces se encuentran en mayor concentración. Los valepotriatos son insolubles en agua. La mayoría de los somníferos a base de valeriana están hechas a base de agua, y por lo tanto estos no pueden contener más que unas cantidades mínimas de estas sustancias químicas. Esto ha causado que los críticos de las hierbas califiquen a la valeriana de inútil.

Pero, en 1981, los investigadores descubrieron en la valeriana varios elementos químicos solubles en agua con propiedades aparentemente sedantes, apoyando así su uso antiguo como tranquilizante y somnífero.

Sedante. En un experimento, investigadores administraron a 128 personas que padecían insomnio, 400 mg de extracto de raíz de valeriana o un placebo de apariencia semejante. Quienes consumieron la hierba demostraron haber adquirido un considerable aumento en la calidad de su sueño sin padecer atolondramiento matutino. Otros experimentos han producido resultados similares.

Algunos investigadores han comparado la valeriana con benzodiaze-panes como el *Valium*; sin embargo, la valeriana es un sedante mucho más suave y seguro. He aquí unas comparaciones entre los dos:

- El *Valium* puede crear adicción en las personas que la usan. Quienes lo utilizan con regularidad pueden desarrollar cierta tolerancia y requerir un aumento de dosis para obtener el efecto deseado. Al retirárseles, pueden presentar síntomas de abstinencia, incluyendo inquietud, insomnio, dolor de cabeza, náusea y vómito. Aunque la valeriana puede producir una dependencia psicológica, no causa adicción y si se deja de usar, no produce síntomas de abstinencia.

- Los efectos del *Valium* se intensifican si se utiliza a la misma vez que el alcohol y los barbitúricos. Esta combinación se usa con frecuencia en los intentos de suicidio. El efecto de la valeriana no es considerable-mente intensificada al combinarse con alcohol y barbitúricos.

- El *Valium* frecuentemente produce un atolondramiento matutino. Cantidades sumamente grandes de valeriana también podrían causar esto, pero las cantidades recomendadas no.

- Finalmente, los niños que nacen de mujeres que tomaron *Valium* durante su embarazo corren un alto riesgo de sufrir paladar hendido. La valeriana no ha sido asociada a defectos de nacimiento.

Presión arterial. Estudios con animales revelan que la valeriana reduce la presión arterial. Los resultados con animales experimentales no necesariamente se aplican a los humanos, pero si usted padece de presión alta, no incorpore la valeriana al plan general de tratamiento sin la aprobación y supervisión de su médico.

Posibilidades intrigantes. Estudios con animales muestran que la valeriana produce efectos anticonvulsivos, lo que le da cierta credibilidad a su uso tradicional como tratamiento de la epilepsia.

Varios informes señalan que la hierba posee ciertos efectos antitumores similares a los de la mostaza nitrogenada. Algún día puede ser que juegue un papel en el tratamiento del cáncer.

Cómo usarla

Para preparar una infusión potencialmente sedante que también ayude a reducir la presión arterial, utilice dos cucharaditas de la raíz en polvo por cada taza de agua. Deje en infusión de 10 a 15 minutos. Tome una taza antes de acostarse. La valeriana tiene un sabor desagradable, así que agregue azúcar, miel y limón, o mézclela con algún otra bebida a base de hierbas para mejorar su sabor. En tintura, tome de $\frac{1}{2}$ a 1 cucharadita antes de acostarse.

No se debe dar la valeriana a niños menores de dos años. Para niños más grandes y personas mayores de 65 años de edad, comience con infusiones ligeras y hágalas más fuertes si es necesario.

La seguridad ante todo

Grandes cantidades pueden provocar dolor de cabeza, vértigos, visión nublada, inquietud, náusea y atolondramiento matutino.

La Dirección de Alimentación y Fármacos de los EE.UU. (*FDA* por sus siglas en inglés) incluye la valeriana en su lista de hierbas generalmente consideradas seguras. Para personas generalmente sanas, no embarazadas, que no estén amamantando y que no estén tomando otros tranquilizantes o sedantes, se considera segura en las cantidades típicamente recomendadas.

La valeriana debe utilizarse en cantidades medicinales sólo bajo supervisión médica. Si produce malestares menores, como dolor de cabeza o de estómago, use menos o deje de usarla. Informe a su médico sobre cualquier efecto desagradable o si los síntomas contra los que la usa no mejoran considerablemente dentro de dos semanas.

ZARZAPARRILLA

Hierba buena con mala fama

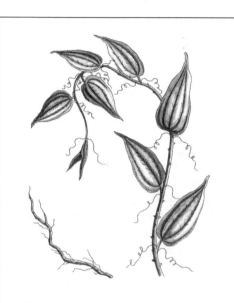

Familia: Liliaceae; otros miembros incluyen el lirio

Género y especie: *Smilax officinalis*, *S. febrifuga* y otras especies de *Smilax*

También conocida como: Salsa parrilla, uva de perro, zarza morisca, zarzaparrilla mexicana, *sarsaparilla*

Partes usadas: Rizoma y raíces

Seguramente se acuerda de que en muchas películas de vaqueros, frecuentemente ellos pedían zarzaparrilla en la cantina. Lo más probable que eso no le extrañó, y tal vez pensó que la pedían para romper su rutina normal de tomar su trago de whisky o cerveza. Pero la historia nos indica que aquellos pedidos no eran tan inocentes. Resulta que esta hierba era uno de los tratamientos más utilizados contra la sífilis durante el siglo XIX. Los vaqueros la pedían con frecuencia tras visitar el burdel del pueblo.

Bueno, pobrecitos de los vaqueros, porque hoy en día, los científicos dicen que la zarzaparrilla no tiene ningún poder para curar la sífilis y muchos la consideran inútil para tratar cualquier enfermedad. Sin embargo, hay algunos estudios que sugieren que es un buen diurético.

Sus poderes curativos

Lo que es asombroso es que, a pesar de su popularidad en el pasado, haya relativamente tan poca investigación sobre esta hierba. La mayoría de los estudios datan de los años 30 hasta principios de los años 50, y pocos han sido verificados. Sin embargo, los científicos han encontrado ciertos beneficios. La zarzaparrilla contiene ciertos sustancias químicas (saponinas) que tienen una acción diurética, y tal vez es por esto que se le asoció con los genitales por tanto tiempo.

Sífilis. Los investigadores de Occidente insisten en que la zarzaparrilla es inútil contra la sífilis, pero ciertos informes chinos sugieren que sí puede ayudar. Tal vez los chinos —y 500 años de herbolaria— estén equivocados; o tal vez los médicos del siglo XIX estaban en lo cierto cuando mencionaban que la zarzaparrilla tardaba en hacer efecto y mostrar beneficio. Esta duda merece investigación, ya que últimamente los índices de sífilis han incrementado en los Estados Unidos.

Presión arterial alta. Los médicos comúnmente recetan diuréticos para la presión alta. Esta afección es seria y requiere atención médica profesional. Si desea incluir zarzaparrilla en su tratamiento general, hágalo sólo con la aprobación y supervisión de su médico.

Los diuréticos reducen el potasio del cuerpo, que es un nutriente esencial. Si usted utiliza la zarzaparrilla con frecuencia, ingiera alimentos altos en potasio, como plátanos amarillos (guineos, bananas, cambures) y verduras frescas.

Insuficiencia cardíaca congestiva. Por lo general, los médicos recetan diuréticos para combatir el exceso de liquidos que tienen que ver con este tipo de enfermedad. Las insuficiencias cardíacas requieren atención médica. Si desea incluir esta hierba en su tratamiento general, hable sobre esto con su médico.

Salud femenina. Las mujeres embarazadas y las que están amamantando no deben usar diuréticos. Pero ya que es un diurético, la zarzaparrilla puede aliviar en algo la retención de líquidos premenstrual.

Posibilidades intrigantes. Ciertos estudios hechos en el mundo informan que la zarzaparrilla ayuda a tratar la psoriasis y la lepra.

Usos tradicionales inválidos. En términos químicos, las saponinas se parecen en algo a testosterona, la hormona sexual masculina, y también a los esteroides anabólicos. Algunos escritores mencionan que la zarzaparrilla contiene testosterona. No la contiene.

La zarzaparrilla también tiene fama entre los fisicoculturistas de contener esteroides anabólicos. Ellos los toman sin consultar un médico para incrementar la masa muscular. La zarzaparrilla no contiene esteroides anabólicos.

Cómo usarla

Para preparar una decocción diurética, use de una a dos cucharadas de raíz en polvo por taza de agua. Haga que rompa a hervir y hiérvelo a fuego lento durante 10 a 15 minutos. Tome hasta tres tazas al día. Su sabor al principio es algo dulce y después desagradable. En tintura, tome de ¼ a ½ cucharadita hasta tres veces al día.

No se debe dar la zarzaparrilla a niños menores de 2 años. Para niños mayores y personas de más de 65 años, empiece con preparaciones ligeras y hágalas más fuertes si es necesario.

La seguridad ante todo

Ciertos programas dietéticos incluyen la zarzaparrilla para eliminar agua, pero los especialistas en dietas no están de acuerdo en el uso de diuréticos. El peso perdido por eliminación de líquidos por lo general se recupera. La clave para perder peso es una dieta baja en grasas, alta en fibras y ejercicios aeróbicos.

Grandes cantidades de zarzaparrilla pueden producir cierta sensación de ardor en la boca y en la garganta, así como irritación estomacal e intestinal.

Otras precauciones

La Dirección de Alimentación y Fármacos de los EE.UU. (*FDA* por sus siglas en inglés) incluye la zarzaparrilla en su lista de hierbas generalmente consideradas seguras. Para personas generalmente sanas, no embarazadas y que no estén amamantando, se considera segura en las cantidades típicamente recomendadas.

La zarzaparrilla debe utilizarse en cantidades medicinales sólo bajo supervisión médica. Si produce molestias menores, como quemaduras en la boca o malestar estomacal, use menos o deje de usarla. Informe a su médico sobre cualquier efecto desagradable o si los síntomas contra los que la usa no mejoran de modo significativo en dos semanas.

RECURSOS

A continuación le ofrecemos una lista de tiendas que venden muchos de los productos mencionados en este libro. Hemos dividido la lista por estado, con el nombre completo de la tienda, su dirección, y un resumen de los productos que venden. Todas estas tiendas tienen por lo menos un empleado que habla español. Si usted no encuentra en esta lista una tienda que le quede cerca, tiene la opción de escribirle a muchas de estas tiendas para que le envíen los productos que desea.

ARIZONA

Yerbería San Francisco
5233 S. Central Avenue
Phoenix, AZ 85040

Aceites esenciales; remedios florales; libros sobre terapia de jugos y aromaterapia; vitaminas y minerales; hierbas. Envían pedidos a todos los Estados Unidos.

CALIFORNIA

Capitol Drugs
8578 Santa Monica Boulevard
West Hollywood, CA 90069

Remedios homeopáticos; aceites esenciales; remedios florales; hierbas; vitaminas y minerales. Envían pedidos internacionalmente.

Centro Botánica Latina
312 E. 1st Street
Santa Ana, CA 92701

Remedios homeopáticos; aceites esenciales; remedios florales; hierbas, vitaminas y minerales; libros sobre homeopatía, dígitopuntura, aromaterapia, terapia floral, meditación, reflexología y yoga. Envían pedidos a los Estados Unidos y Puerto Rico.

La Yerba Buena
4223 E. Tulare Avenue
Fresno, CA 93702

Remedios homeopáticos; aceites esenciales; remedios florales; exprimidores de jugo (jugueras); casetes de relajamiento; vitaminas y minerales; hierbas; libros sobre homeopatía, aromaterapia, terapia floral, yoga, meditación, reflexología, dígitopuntura e imaginería. Envían pedidos internacionalmente.

CONNECTICUT

Centro de Nutrición y Terapias Naturales
1946 Park Street
Hartford, CT 06105

Remedios homeopáticos; aceites esenciales; remedios florales; libros sobre homeopatía, aromaterapia y dígitopuntura; casetes de relajamiento; hierbas. Envían pedidos internacionalmente.

FLORIDA

Budget Pharmacy
3001 NW 7th Street
Miami, FL 33125

Remedios homeopáticos; aceites esenciales; remedios florales; hierbas; libros y folletos sobre homeopatía y aromaterapia; casetes de relajamiento; vitaminas y minerales. Envían pedidos internacionalmente.

MARYLAND

Washington Homeopathic Products
4914 Del Rey Avenue
Bethseda, MD 20814

Remedios homeopáticos y libros sobre la homeopatía. Envían pedidos internacionalmente.

MASSACHUSETTS

Centro de Nutrición y Terapias
1789 Washington Street
Boston, MA 02118

Remedios homeopáticos; aceites esenciales; esencias florales; libros sobre homeopatía, aromaterapia y dígitopuntura; casetes de relajamiento; hierbas. Envían pedidos internacionalmente.

NEW JERSEY

Centro Naturista Sisana
28 B Broadway
Passaic, NJ 07201

Remedios homeopáticos; aceites esenciales; esencias florales; vitaminas y minerales; hierbas. Envían pedidos internacionalmente.

Revé Health Food Store
839 Elizabeth Avenue
Elizabeth, NJ 07201

Remedios homeopáticos; remedios florales; exprimidores de jugo (jugueras); casetes de música de relajamiento; vitaminas y minerales; hierbas; libros sobre homeopatía, meditación y dígitopuntura. Envían pedidos por todos los Estados Unidos.

NUEVA YORK

Vida Natural
62 Clinton Street
New York, NY 10002

Remedios homeopáticos; remedios florales; vitaminas y minerales; hierbas; libros sobre homeopatía, reflexología, y dígitopuntura. Envían pedidos internacionalmente.

Ecológica Humano y Naturismo
3525 86th Street #2F
Jackson Heights NY 11372

Remedios homeopáticos; aceites esenciales; remedios florales; vitaminas y minerales; casetes de música de relajamiento; exprimidores (jugueras); hierbas; libros sobre homeopatía, aromaterapia, terapia floral, yoga, meditación, reflexología, y dígitopuntura. Envían pedidos internacionalmente.

PENNSYLVANIA

Haussmann's Pharmacy
534 W. Girard Avenue
Philadelphia, PA 19123

Remedios homeopáticos; aceites esenciales; remedios florales; exprimidores de jugo (jugueras); vitaminas y minerales; hierbas; libros sobre homeopatía, aromaterapia, terapia floral, y hierbas.

PUERTO RICO

El Lucero de Puerto Rico
1154 Americo Miranda
San Juan, PR 00921

Hierbas; vitaminas y minerales; exprimidores de jugos (jugueras); casetes de música de relajamiento; libros sobre terapia de jugos, meditación, dígitopuntura y reflexología. Envían pedidos internacionalmente.

Centro Naturista Las Américas
634 Andalucía
Puerto Nuevo, Puerto Rico 00920

Remedios homeopáticos; aceites esenciales; remedios florales; casetes de música de relajamiento; hierbas; vitaminas y minerales; libros sobre homeopatía, aromaterapia, dígitopuntura, reflexología, meditación y yoga. Envían pedidos internacionalmente.

Texas

Yerbería La Azteca
811 E. Elizabeth Street
Brownsville, TX 78520

Remedios homeopáticos; casetes y CD de relajamiento; vitaminas y minerales; hierbas; libros sobre homeopatía, aromaterapia, yoga, meditación, dígitopuntura y reflexología. Envían pedidos a Puerto Rico y los Estados Unidos.

Naturaleza y Nutrición
123 N. Marlborough Avenue
Dallas, TX 75208

Remedios homeopáticos; remedios florales; vitaminas y minerales; hierbas; libros sobre hierbas, homeopatía, y terapia floral. Envían pedidos dentro de los Estados Unidos.

ÍNDICE DE TÉRMINOS